D1922352

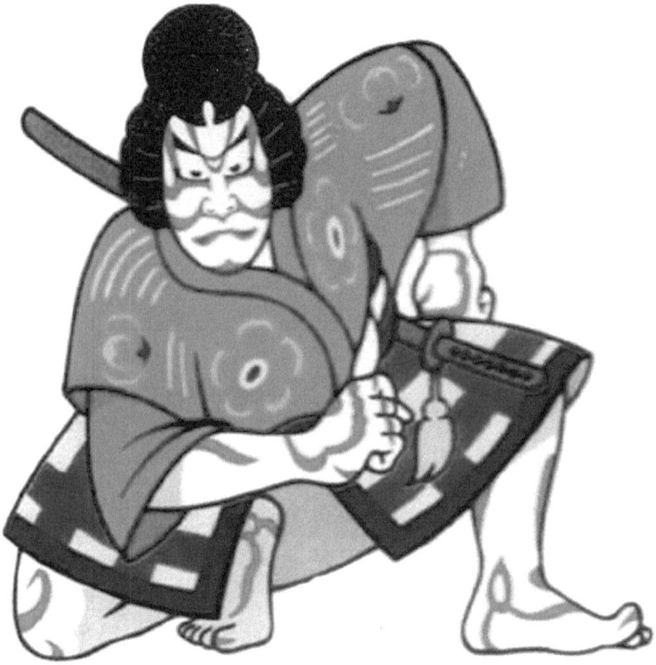

Mit dem Erwerb dieses Buches haben Sie auch Anspruch auf die **eBook-Version**. Auf Amazon erhalten Sie beim Kauf des gedruckten Buches eine solche Version für Kindle (MOBI) **automatisch und kostenlos** über das Programm **MatchBook**. Wenn Sie das Buch woanders gekauft haben, schicken Sie einfach eine E-Mail mit der Kopie Ihres Kaufbelegs und Ihrem Formatwunsch (EPUB, MOBI oder PDF) an ebook@samuraidiaet.de.

www.samuraidiaet.de

PERLEN VERLAG

Inhalt

Die Legende vom dicken Samurai

Der junge Yoshizane saß am Sterbebett seines Vaters, Fürst Katsuro, der seinem Nachfolger und Erben letzte Ratschläge gab, wie er die Provinz regieren und sich der kriegerischen Nachbarn erwehren sollte. Zuletzt beschwor Katsuro seinen Sohn, sich bei drohender Gefahr der Dienste seines früheren ersten Leibwächters zu versichern, des Samurai Matsumoto. Yoshizane entgegnete verblüfft, Matsumoto sei inzwischen ein weithin bekannter Spieler, Zecher und Vielfraß mit einem Bauch wie ein Berg, der sein Glied schon lange nicht mehr gesehen hat. Unterschätze ihn nicht! Ruf ihn, wenn du Hilfe brauchst! rief Katsuro noch aus, bevor er starb.

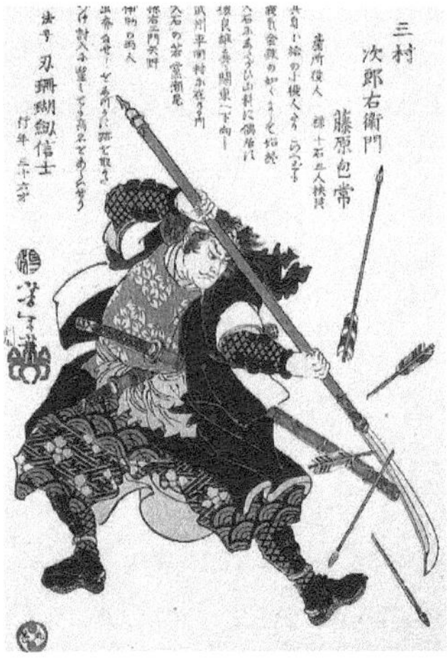

Wenig später entdeckten Yoshizanes Spione, dass der Herrscher der Nachbarprovinz heimlich eine riesige Armee aufgebaut hatte und schon in den nächsten Wochen einen Überfall plante. Alle Generäle in Yoshizanes Kriegsrat beschworen ihn, die Provinz kampflos zu übergeben, denn es bestand keine Aussicht, in einem Krieg gegen diese Übermacht zu bestehen. Da erinnerte sich der junge Fürst an den Rat seines Vaters und ließ Matsumoto rufen. Der dicke Samurai wurde betrunken aus einem Bordell herbeigeschafft. Der Fürst hieß alle Räte den Saal verlassen und sprach lange mit ihm. Danach verließ Matsumoto wortlos die Burg und verschwand in den Bergen.

Drei Wochen später kam er zurück. Er war nicht wiederzuerkennen: der Bauch war weg, er war schlank, schnell und bärenstark. Yoshizane ernannte Matsumoto zum General mit besonderem Auftrag. Als die Armee der Nachbarprovinz wenige Tage später ihren Angriff startete, verließ Matsumoto mit einem kleinen Trupp die Festung. An der Grenze tötete er den Heerführer der feindlichen Armee. Dann zog er weiter in die Hauptstadt der Nachbarprovinz, brach in die schlecht bewachte Festung ein und tötete den Fürsten mit seinen drei Söhnen. Der Krieg war vorbei.

Ein Jahr verging. Matsumoto war wieder ein häufig gesehener Gast in den Teehäusern, Bordellen und Sake-Kneipen, oft betrunken, immer gemütlich und beleibt wie zuvor. Da erhielt Fürst Yoshizane die Nachricht, dass der vor Urzeiten vom Sturmgott Susanoo getötete siebenköpfige Drache von Yamata wiederauferstanden war, ein Dorf angegriffen und alle Bewohner aufgefressen hat...

Japanische Chronik, 16. Jahrhundert

Vorwort

Wenn Sie ein seichtes Buch über sanftes Schlankwerden lesen wollen, dann legen Sie dieses hier ganz schnell weg! Es ist nichts für Sie, das verspreche ich Ihnen. Hier gibt es keine Zaubertricks à la Atkins „Fett macht schlank!" oder Pape „Schlank im Schlaf", keine albernen Kohlsuppen-, Weißwein-, Champagner- oder Blutgruppen-Diäten, und schon gar keine Präparate zu kaufen. Es gibt nicht einmal die vielen hübschen Fotos von schlanken Menschen beim Sport im Grünen, mit denen viele Diätbücher den Nonsens ihres Inhalts kolorieren. Bleiben Sie lieber bei Ihren endlosen Schlankheitskuren, hungern Sie weiter, kaufen Sie teure Bioenzyme und vermeintliche „Fatburner". Oder leisten Sie sich gleich eine Gehirnvollwäsche bei einem der beliebten Diät-Motivationstrainer, der Ihnen erst das Geld aus der Tasche zieht, sich dann mit schlüpfrigen Witzen über Sie lustig macht und den Rest Ihres entmündigten Lebens zur Dauerdiät erklärt.

Hier geht es um etwas ganz anderes. Wenn Sie hier mitmachen wollen, dann zeige ich Ihnen einen einzigartigen Weg zur Gewichtskontrolle. Die Samurai-Diät ist die radikalste, effizienteste und gesündeste Form des Abnehmens, die je entwickelt wurde. Wir sprechen von mindestens zehn Kilogramm Gewichtsverlust in zwei Wochen. Ich selbst habe bis zu zwölf Kilogramm abgenommen. Das Erstaunlichste ist, dass Sie danach so stark und gesund sein werden wie noch nie zuvor. Alles, was Sie dazu brauchen, sind ein paar Laufschuhe, eine gesunde körperliche Verfassung, einen starken Willen und Übergewicht. Das wird nämlich Ihr ganz natürliches Trainingsgewicht sein, das Sie in neue Kraft und Ausdauer verwandeln.

Idealerweise verfügen Sie bereits über eine sportliche Konstitution oder haben eine solche in der Vergangenheit schon einmal gehabt, denn der Körper erinnert sich an seine alte Form. Ein erheblicher Vorteil sind Erfahrungen im Dauerlauf oder Jogging über eine Dauer von mindestens 30 Minuten. Ansonsten wäre es ein guter Ausgangspunkt, wenn Sie eine durchschnittlich kräftige Skelettmuskulatur an Armen, Beinen, Bauch und Rücken mitbringen. Sollten Sie allerdings noch nie Sport gemacht haben und Bewegung grundsätzlich als Zumutung empfinden, dann würden Sie hier einen steinigen Pfad beschreiten. Nicht, dass Sie es nicht schaffen könnten, doch Sie hätten es erheblich schwerer als alle anderen. Denn der Aufbau von Ausdauer und Muskulatur von Null an ist in der kurzen Zeit der Samurai-Diät kaum zu schaffen. Das könnten Sie allerdings noch durch eine Vorbereitungsphase mit einem soliden Sportprogramm aus Laufen und Gymnastik ausgleichen. Wenn Sie jedoch schwer übergewichtig sind, also bei einem Body-Mass-Index (BMI) von über 30 mit hohem Körperfettanteil, dann sollten Sie das hier lieber bleiben lassen.

Je kräftiger und sportlicher Sie allerdings sind, mit desto höherem Gewicht können Sie auch in die Samurai-Diät einsteigen. Ich bin 1,81 Meter groß und habe 2008, am Ende eines einjährigen Ausbildungsprogramms in Japan, bei 105 Kilogramm Körpergewicht eine Samurai-Diät gemacht. Mein BMI betrug damals über 32, was dem 1. Grad der Adipositas entspricht, also Fettleibigkeit. Doch zum großen Abschlussball in Tokio wollte ich nach monatelangem Genuss der schier unerschöpflichen japanischen Gaumenfreuden unbedingt wieder in meinen besten Anzug passen. Wie unser Matsumoto aus der japanischen Legende nahm ich innerhalb von drei Wochen 16 Kilogramm ab. Und gewann damit eine Wette gegen einen Freund, der das nicht für möglich gehalten hatte. Das funktionierte allerdings nur, weil ich immer wieder, wenn auch nur mäßig, Sport getrieben und mit der Samurai-Diät schon ein paar Jahre lang Erfahrungen gesammelt hatte.

Ich will nicht Ihr Leben von Grund auf ändern und Ihnen vorschreiben, was Sie tun oder lassen sollen in der übrigen Zeit, wenn Sie also gerade mal nicht an Ihr Gewicht denken. Das sollten mindestens elf Monate im Jahr sein! Ich werde Sie nicht mit absurden Glyx-Versprechungen locken, die sich angeblich erfüllen, wenn Sie beim Dinner im Kerzenschein nur immer schön brav auf den glykämischen Index jeder einzelnen Zutat auf Ihrem Teller achten. Auch die höhere Algebra des gerade genannten und wenig aussagekräftigen Body-Mass-Indexes BMI, der keine Rücksicht auf den Muskel- und Fettanteil des Körpergewichts nimmt, werde ich Ihnen ersparen. Das alles brauchen wir hier nicht. Was ich Ihnen aber anbieten möchte, das ist die Einführung in ein fundamentales Prinzip des Abnehmens, das wie jede gute Lebenstechnik so wirksam wie einfach ist. Dann können Sie ein für alle Mal das Kalorienzählen aufhören und die ängstliche Unterscheidung von „gesundem" und „ungesundem" Essen, von Fett, Eiweiß und Kohlenhydraten bei jeder Mahlzeit vergessen. Die bösen Geister, die inzwischen jeden Tag mit am Tisch sitzen, können Sie bald vertreiben. Außer ein paar Tipps zu erprobten Techniken gegen die Jo-Jo-Ninjas werden Sie deshalb hier auch keine speziellen Kochrezepte oder Ernährungspläne für Ihr Leben nach der Samurai-Diät finden. Dafür erfahren Sie auf der Grundlage der neuesten Ergebnisse aus der Stoffwechselforschung, warum alle bisherigen Diäten mit ihren Diät-Folgeschädenbegrenzungen – was immer auf eine Diät nach der Diät hinausläuft – wirkungslos und schlimmstenfalls sogar gesundheitsschädlich sind.

Die Samurai-Diät folgt einem ganz und gar hedonistischen Prinzip. Sie steigert Ihre Genussfähigkeit und lässt Sie die Kultur des unbeschwerten Essens wiederentdecken. Und sie ist gesund! Ich habe sie jahrelang erprobt und weiterentwickelt. Der Anfang war hart, aber sie funktionierte zunehmend besser und reibungsloser. Also, wenn Sie bereit sind, für ein paar Tage den Weg des grimmig entschlossenen Samurai Matsumoto zu gehen, um Ihren Körper (wieder) in Form zu bringen, dann lesen Sie hier weiter.

Eine Entdeckung auf Umwegen

Kurz vor meinem sechsunddreißigsten Geburtstag bekam ich chronische Rückenschmerzen. Sie traten nicht nur bei bestimmten Haltungen oder Bewegungen auf, sondern ich hatte sie auch, wenn ich im Bett oder sogar in der heißen Badewanne lag. Das beunruhigte mich, denn mein Rücken hatte mir noch nie Schwierigkeiten gemacht. Darüber war ich immer besonders froh, denn viele meiner Altersgenossen hatten schon von den Zwanzigern an Rückenbeschwerden. Außerdem war meine Konstitution recht sportlich und kräftig, auch wenn sie sich ein wenig versteckt hatte unter einem Wohlstandsbauch. Nichts deutete darauf hin, dass ich Rückenschmerzen haben müsste. Ich ging also zu einem Orthopäden, der mir Spritzen gab und mich jedes Mal eine viertel Stunde lang vor ein surrendes Gerät aus der Steinzeit des Industriedesigns setzte, das angeblich heilsame Strahlen in den Rücken sendete. Die Spritze milderte den Schmerz ein wenig, aber nur für kurze Zeit. Nach ein paar Monaten betrachtete ich diesen Versuch als gescheitert und ging zum nächsten Arzt, diesmal eine Chiropraktikerin. Sie renkte mich ein, indem sie mir auf einer kalten Pritsche mit einem kurzen Ruck Schultern und Becken gegeneinander verdrehte. Das schnalzte richtig und danach war alles weg – für ein paar Tage. Nachdem ich das dritte Mal aus ihrer Praxis kam wusste ich, dass sie mir auch nicht helfen kann.

Also litt ich einfach im Stillen weiter und versuchte den Schmerz zu vergessen. Bis ein Bekannter mir eines Tages die Adresse eines Arztes zusteckte, der sich mit so etwas angeblich auskennen sollte. Ich war skeptisch. Als das Stechen im Bereich der unteren Lendenwirbel wieder stärker wurde, machte ich doch einen Termin. Der neue Wunderdoktor erwies sich als Sportarzt mit Heilpraktikerausbildung. Er untersuchte mich gründlich, tastete mich ab und stellte mir eine Reihe von Fragen, die ich alle nur mit Ja beantworten konnte: Essen Sie gerne und viel? Trinken Sie auch mal mehr als drei, vier Gläser Bier oder Wein am Tag? Haben Sie viel Stress? Vernachlässigen Sie den Sport? Er überlegte, machte ein paar kurze Notizen, sah mich dann mit großem Ernst an und stellte mir seine Diagnose: „Ihnen fehlt mechanisch überhaupt nichts. Ihr Rücken ist völlig in Ordnung. Aber Ihrem Darm geht es nicht gut. Sie haben dort eine Entzündung, die in den Rücken strahlt. Deshalb kann ich Ihnen nur Folgendes sagen: Sie essen zu viel, Sie trinken zu viel und Sie bewegen sich zu wenig. Mindestens eines von diesen drei Dingen müssen sie grundlegend ändern, sonst werden Sie massive gesundheitliche Probleme bekommen." Das war ein Schock für mich. Keine Spritzen mehr? Keine Operation? Ich sollte mich stattdessen selbst ändern? Und dazu auch noch auf all die herrlichen kulinarischen und alkoholischen Genüsse verzichten? Niemals!

Jenseits dieser Empörung war ich aber natürlich heilfroh, denn ich hatte ja ernsthaft befürchtet, dass meine Wirbel vielleicht zusammengeschraubt werden müssen, weil die Bandscheiben sich aufgelöst hatten oder so etwas Ähnliches. Die Botschaft war einfach – zumindest so, wie ich sie verstanden hatte. Ich musste nur abnehmen und Sport machen, wenn ich so weiterleben wollte wie bisher. Ich wog damals etwa 95 Kilogramm bei einer Größe von 1,80 Meter. In Sachen Abnehmen hatte ich eigentlich Erfahrung, denn während des Studiums fastete ich beinahe jedes Jahr ein Mal, und zwar in Form eines siebentägigen Heilfastens. Die Erfolge hielten sich in Grenzen, vor allem weil die verlorenen Pfunde bald wiederkehrten. Immerhin gab es mir ein gutes Gefühl und eine gesunde, glatte Haut. Also gut, Fasten wäre kurzfristig das richtige Mittel zum Abnehmen, aber wie ist es mit der Bewegung, dem Sport? Ich hasse Fitnessclubs und langweile mich unsäglich beim Training an Geräten.

Kurz darauf stieß ich an einem sonnigen Samstagmittag in einer Berliner Buchhandlung auf Joschka Fischers Buch Mein langer Lauf zu mir selbst. Mit der vagen Ahnung, damit der Lösung meines Problems näher zu kommen, kaufte ich es und ging damit zu meinem italienischen Lieblingsrestaurant, einer kleinen Trattoria am Hackeschen Markt mit offener Küche und kumpelhaften Kellnern. Ich bestellte die beliebte Meeresfrüchteplatte, dazu eine Flasche Rotwein – passt ausgezeichnet zu frittierten Fischen und Calamares – und las das Buch in einem Zug. Es überzeugte mich, dass Laufen der richtige Sport wäre, um das Fasten zu unterstützen. Das war ein herrliches Gefühl! Richtig schlemmen und sich dabei aufs Abnehmen freuen – um dann bald wieder schlemmen zu können! Das war die Richtung, in der ich suchte. Also entschloss ich mich, mit dem Fasten zu beginnen, wie ich es kannte, aber diesmal mit dem Unterschied, dass ich mir dabei ein intensives Laufpensum vornahm. Ich hatte mir dabei zuerst gar nicht viele Gedanken gemacht, wie das im Einzelnen funktionieren sollte und wie das Ergebnis aussehen könnte. Mir war nur klar, dass ich vorher etwas Lauftraining absolvieren muss, damit mich während des Fastens nicht tagelanger Muskelkater lahmlegt. Zwei Wochen später begann ich mit der neuen Art von Fasten, die ich mir ausgedacht hatte. Meine alten Fastenerfahrungen waren dabei enorm hilfreich, denn das gewöhnliche Fasten ist für sich genommen schon ein erheblicher Eingriff in die Routinen des Stoffwechsels. Der bekannte Fastenexperte Hellmut Lützner nennt es völlig zutreffend eine „Operation ohne Messer". Ich stellte mich auf zwei Wochen Fasten und dabei jeden Tag mindestens eine Stunde Laufen ein. Und ich zog es durch.

Was soll ich sagen? Das Ergebnis war einfach umwerfend! Die Gewichtsabnahme war so radikal, dass ich meiner Waage nicht mehr traute. Ich dachte ernsthaft, das Gerät betrügt mich. Beim normalen Fasten und einer durchschnittlichen, also nicht übermäßig aufgeschwemmten Konstitution, wo man den Effekt über das abgehende Wasser aus dem Gewebe erklären könnte, beträgt die Gewichtsabnahme in den ersten fünf Tagen 3 bis 3,5 Kilogramm. Ich hatte dagegen in den ersten fünf Tagen über 5 Kilogramm abgenommen. Das war unglaublich! Es ging dann nicht ganz so schnell weiter, aber immer noch in großen Schritten. Nach 14 Tagen hatte ich beim ersten Mal netto 10 Kilogramm verloren. Inzwischen schaffe ich 12 Kilogramm in derselben Zeit. Natürlich nimmt man danach wieder zu, aber viel weniger und langsamer als nach dem Fasten.

Es hängt davon ab, wie man mit dem geringeren Gewicht weiterlebt. Denn 10 Kilogramm Gewichtsverlust in derart kurzer Zeit – das wird noch eine wichtige Rolle spielen – machen auch einen anderen Menschen aus uns. Plötzlich machen Dinge wieder Spaß, die wir lange vergessen hatten. Man kann die Beine wieder gelassen übereinanderschlagen, denn sie sind nicht mehr so dick, dass sie schmerzen und die Hose spannt. Treppensteigen wird zur Freude, das Laufen selbst, das am Anfang nur mit eisernem Willen durchgehalten werden kann, wird zu einem richtigen Bedürfnis, denn die Muskeln sind trainiert und der Körper bedankt sich für diese Sauerstoffdusche. Bewegung wird als Geschenk betrachtet, nicht mehr als Zumutung. Der gesamte Hormonhaushalt wird umgestülpt und gibt einem das Gefühl, schlagartig mehrere Jahre jünger zu sein. Gar nicht zu sprechen von den ein oder zwei Kleidergrößen Unterschied und den neuen Löchern, die man in die Gürtel stanzen lassen muss.

Ich war jedenfalls völlig fassungslos von diesem Erfolg. Es war einfach unglaublich, dass ich in so kurzer Zeit so extrem viel Gewicht verlieren konnte. Ich versuchte mir die 10 Kilogramm Fett, um die meine Person nun materiell reduziert war, plastisch vorzustellen, also eingepackt in eine Kiste oder in einen Sack.

Ich suchte mir einen Gegenstand, der 10 Kilogramm auf die Waage brachte, und lief damit herum, auch im Treppenhaus, um eine Erinnerung an das Gefühl der Schwere zu bekommen, mit der ich ein paar Tage zuvor noch gelebt hatte. Glauben Sie, dass man einen geistigen Orgasmus bekommen kann? Vor Freude und Lust an der eigenen neuen Gestalt? Es geht, ich verspreche es!

Das hat wahrscheinlich damit zu tun, dass die gewünschten Veränderungen des Körpers, um die man mit herkömmlichen Diäten und Fastenkuren lange und intensiv kämpfen muss, plötzlich schneller eintreten als man sich das überhaupt vorstellen kann. Im Spiegel steht ein anderer! Oder eine andere! Der Verstand ist zu langsam für diese radikale Veränderung. Deshalb ist er überrascht. Das ist der schöne Effekt der Selbstverstärkung, der schon während der Samurai-Diät einsetzt: Je schneller man abnimmt, umso erstaunter und zugleich motivierter ist man, weiter durchzuhalten. Es ist genau das Gegenteil von der Unruhe, mit der man bei herkömmlichen Diäten über viele Wochen und Monate verzweifelter Selbstbeherrschung auf die Waage starrt. In den zehn Jahren, die seit dieser Entdeckung vergangen sind, habe ich diese neue Diät systematisch erforscht und ständig weiterentwickelt. Dabei habe ich jedes Mal neue Variationen ausprobiert, viel über meinen Stoffwechsel gelernt und die populären Irrtümer über Ernährung und Gewichtsabnahme studiert. Zwischen den kurzen jährlichen Diätzeiten führte ich mein genussreiches Leben weiter. Ich aß und trank nach Lust und Laune, wobei ich nach einigen Monaten natürlich immer wieder zunahm. Aber das war ja gerade der Sinn der Sache! Ich wollte mich den Rest des Jahres nicht verrückt machen lassen von Kalorienverboten und schlechtem Ess-Gewissen. In diesem Jahrzehnt der Diät-Selbstversuche haben sich allerdings einige Dinge geändert, und zwar zum Guten, sodass inzwischen auch eine klare Tendenz erkennbar ist: Der Körper gewöhnt sich an die Samurai-Diät und unterstützt sie!

Es ist mir im Laufe der Zeit immer leichter gefallen, die Härte dieser Kombination aus Nahrungsentzug und Ausdauersport zu ertragen. Inzwischen brauche ich nicht einmal mehr Vorbereitungstage und gleite ganz beschwerdefrei in die Diät hinein. Keine Kopf- und Gliederschmerzen mehr, keine Erschöpfung in den ersten zwei bis drei Tagen, nur eine angenehme Mattigkeit, als ob ich eine leichte Droge genommen hätte. Die Samurai-Diät ist daher eine neue Kulturtechnik, die es uns ermöglicht, die Früchte der modernen Zivilisation und vor allem ihren kulinarischen Reichtum zu genießen, ohne mit der Gesundheit, dem körperlichen Wohlbefinden und natürlich dem „Wohlgefallen" zu bezahlen. In den folgenden Kapiteln möchte ich Sie einführen in das Geheimnis des Samurais, der sich innerhalb weniger Tage von einem beleibten, wohllebenden Zecher und Genießer in einen gestählten und gefürchteten Krieger verwandeln konnte.

„Halt! Das ist doch ungesund!“

In den zehn Jahren seit der Entdeckung der Samurai-Diät habe ich natürlich mit vielen Menschen darüber gesprochen. Dabei gab es neben lebhaftem Interesse auch viel ungläubiges Staunen und noch mehr Zweifel, Einwände und schlichte Ausreden. Die will ich hier gleich vorwegnehmend kurz beantworten. In den folgenden Kapiteln werde ich dann auf jeden dieser Punkte noch detailliert eingehen.

„Das ist doch bestimmt ungesund!“

Nein, ist es nicht. Im Gegenteil. Nach einer Samurai-Diät werden Sie so gesund und kräftig sein wie nie zuvor. Wenn Sie es auch nur ein einziges Mal schaffen, eine oder zwei Wochen Samurai-Diät durchzustehen, dann wissen Sie was ich meine. Die wissenschaftlichen Erkenntnisse, mit denen sich die erstaunlich positiven Effekte der Samurai-Diät auf die gesamten Stoffwechsel erklären lassen, sind brandneu und damit viel jünger als die Entwicklung der Diät selbst. Vor Sommer 2010 hätte ich davon überhaupt noch nicht berichten können, was auch heißt, dass ich selbst erst seit Kurzem genauer verstehe, warum die Samurai-Diät so gut funktioniert. Sie sollen hier nicht zum Biochemiker promoviert werden, aber ich möchte Ihnen doch ein wenig vom Hungerstoffwechsel, dem neuro-muskulären Gedächtnis, einer Gruppe gerade erst entdeckter Muskelbotenstoffe, den Myokinen, der Theorie vom egoistischen Gehirn und einem erstaunlichen Protein namens BDNF erzählen, das ausgeschrieben wie der Name eines Flughafens für Außerirdische klingt: *Brain Derived Neurotrophic Factor*. Dieses Kapitel ist spannend, und seine Inhalte werden noch mehrmals an unterschiedlichen Stellen aufgegriffen. Sie können diese wissenschaftlichen Aspekte aber auch überspringen, wenn Sie sich nur auf den praktischen Teil konzentrieren wollen, denn sie haben keinen Einfluss auf den Ablauf oder den Erfolg der Samurai-Diät.

Dann gibt es noch eine ganz bestimmte Gruppe von Menschen, die sofort und besonders laut rufen werden, so eine radikale Samurai-Diät sei garantiert ungesund, nämlich die Ärzte und Ernährungswissenschaftler. Das werden sie alleine schon deshalb behaupten, weil sie *radikal* ist. Denn das mögen die Fachleute in Sachen Gesundheit gar nicht, obwohl es eigentlich *ihr* Motto sein sollte, nämlich gesundheitliche Probleme bei der *Radix* anzupacken, der Wurzel. Bei allen wissenschaftlichen Bewertungen von Diät- und Fasten-Methoden bemerkt man beim genauen Lesen einen gewissen Alarmismus. Es gibt kaum einen Ernährungsexperten, der auch nur ein gutes Haar am Fasten lässt, obwohl die Heilerfolge nachgewiesen sind. Bei den Diäten werden die Gefahren meist aufgeblasen, indem ihre Anwendungen auf lange Zeiträume hochgerechnet und damit einhergehende bedrohliche *Mangelerscheinun-*

gen und *Essstörungen* postuliert werden. Diäten mögen bisher erfolglos sein bei der Erreichung ihres Ziels der Gewichtsabnahme. Sie mögen also nutzlos sein, doch unmittelbar schädlich sind sie nur in seltenen Fällen. Man kann eine zunehmende psychische *Diät-Abhängigkeit* beobachten und bedauern, also das Tingeln von einer Diät zur nächsten. Doch der Beweis, dass es einen Zusammenhang zwischen Diäten und *Bulimie* oder *Anorexie* gibt, ist bis heute nicht erbracht. Der neueste medizinische Hype ist, dass beim Fasten und bei Diäten die Intelligenz zurückgeht. Wenn man diese Untersuchungen analysiert, dann stellt sich heraus, dass der Rückgang der Hirnleistung nur *während* der Diät- und Fastenzeit gemessen wurde, nie *danach*. Gerade beim Fasten ist das aber ein schon lange bekannter Effekt, den es auch bei der Samurai-Diät gibt. Weil das Gehirn nicht aus den schnellen Kohlenhydrat-Speichern mit Glukose versorgt wird, sondern aus den schwerer verbrennbaren Fettdepots, gibt es eine gewisse Verlangsamung der Denkleistung. Das kann sogar als sehr angenehm empfunden werden, aber deshalb sollte man weder das Fasten, noch die Samurai-Diät in Lebensphasen praktizieren, die geistige Hochleistung erfordern, etwa Prüfungen oder anstrengende Jobsituation. Nach dem Fasten und der Samurai-Diät ist diese Wirkung nicht nur aufgehoben, sondern geradezu umgekehrt, denn das Gehirn jubelt unter der wieder angestellten Glukose-Dusche.

Wir werden die skeptischen Wissenschaftler nicht so schnell überzeugen können, auch wenn ihre Ansichten nur den aktuellen Stand des Irrtums repräsentieren, wie der Arzt und Kabarettist Eckhard von Hirschhausen es mit dem Philosophen Karl Popper so schön formuliert. Doch ein Appell in diese Richtung kann zumindest nicht schaden: Gebt der Sache doch einmal eine Chance und untersucht sie genauer! Denn die Samurai-Diät könnte tatsächlich die erste Schlankheitskur sein, die erfolgreich *und* gesund ist. Die Forschung ist eingeladen, das zu bestätigen oder fundiert zu widerlegen.

„Ich könnte nie aufs Essen verzichten!"

Doch, können Sie. Es geht leichter als man denkt. Denn anders als bei den herkömmlichen Diäten werden Sie – wenn Sie es richtig machen – keinen Hunger verspüren. Der Körper wird vom ersten Tag an keine Nahrung mehr fordern. Diese Technik kann man vom Heilfasten lernen. Doch es bleibt zunächst ein rein psychisches Bedürfnis zur Nahrungsaufnahme, das sich aus der Gewohnheit und der *Angst vor dem Hunger* speist, auch wenn gar kein Hunger da ist. Aber nach spätestens vier Tagen setzt die Wirkung der Samurai-Diät ein, und von da an ist der Verzicht auf das Essen kein Problem mehr.

„Nichts essen und dann noch Sport machen? Unmöglich!"

Doch, das ist möglich. Es ist vor allem viel einfacher, als man denkt. Die Bereitschaft des Körpers und des Gehirns, in der Hungerphase – in der Sie gar keinen Hunger haben werden! – Energie freizusetzen und sportliche Ausdauerleistung zu entfalten, ist größer als Sie es sich vorstellen können. Das liegt möglicherweise daran, dass wir evolutionsbiologisch und somit genetisch besser darauf eingerichtet sind als auf alle anderen Arten von Diäten. Sie werden staunen, was das für ein Gefühl ist, wenn Sie nach fünf, sechs oder sieben Tagen ohne Nahrungsaufnahme von Ihrem täglichen Lauf kommen und nicht wissen, wohin mit Ihrer Energie. Es wird Ihre Phantasie erweitern, denn Sie werden vielleicht erstmals spüren, was der Ausruf „Ich könnte Bäume ausreißen!" wirklich bedeutet.

„Das geht doch nur im Urlaub! Ich könnte dabei niemals arbeiten."

Falsch. Zum Einstieg brauchen Sie nur ein Wochenende, vielleicht um einen Tag verlängert. Arbeiten während der Samurai-Diät ist sehr wohl möglich und lenkt auch gut ab von den gerade erwähnten Hungerfantasien. Sie brauchen nur genug Zeit für das Bewegungsprogramm. Das regelt sich praktisch von selbst, denn der Aufwand für die Zubereitung und den Verzehr von Mahlzeiten, worauf Sie sonst eine bis zwei Stunden täglich verwenden, entfällt. Zudem benötigen Sie, wenn die Wirkung der Samurai-Diät nach etwa drei bis vier Tagen voll einsetzt, weniger Schlaf. Richtig ist allerdings, dass man eher eine ruhige Arbeitsphase ohne außergewöhnlichen Stress oder Reiseverpflichtungen wählen sollte, um in die Samurai-Diät einzusteigen. Ideal wäre, wenn Sie die Möglichkeit haben, sich die Arbeitszeit flexibel einzurichten. Denn es kann durchaus zu Schwankungen in der Tagesform und zu plötzlicher Müdigkeit kommen. Doch das ist nicht anders als in jedem Arbeitsalltag, etwa nach dem Mittagessen.

„Danach kommt doch der Jo-Jo-Effekt, und das verlorene Gewicht hat man gleich wieder drauf."

Nein, der Jo-Jo-Effekt ist nur eine typische und fast zwangsläufige Folge herkömmlicher Diäten und Fastenkuren. Das wird gründlich untersucht in dem Kapitel über den Hungerstoffwechsel. Die Samurai-Diät funktioniert anders und entzieht dem Jo-Jo-Effekt seine Grundlage. Sie baut den Körper um und bringt ihn auf ein neues Energieniveau, sodass er ganz von selbst weniger Fettreserven anlegt und diese auch schneller verbrennt. Und mit ein paar Tipps aus dem Kapitel *Kampf den Jo-Jo-Ninjas* kann man es mühelos und ohne Diät nach der Samurai-Diät schaffen, sein Gewicht für eine ganze Weile zu halten. Dann gibt es noch einen positiven Wiederholungseffekt, denn wenn Sie mehrere Jahre hintereinander die Samurai-Diät praktiziert haben, dann erinnert der Körper sich an die erstaunlich angenehmen Folgen und an das Wohlbefinden, das er schon einmal erlebt hat. Er verzichtet wie von selbst auf – zumindest einige – Gewohnheiten, die ihren Beitrag zu Ihrem Übergewicht geleistet haben. Und mal ehrlich: Selbst wenn es sechs, acht oder sogar zwölf Monate dauert, bis Sie wieder bei Ihrem Ausgangsgewicht sind, dann ist das immer noch ein großer

Gewinn gegenüber einem echten Jo-Jo-Effekt, mit dem die abgehungerten Pfunde nach zwei, drei oder vier Wochen schon wieder da sind, wo sie nicht sein sollten. Machen Sie es wie unser Samurai in der alten japanischen Legende, der es sich zwischen seinen Kampfeinsätzen weiterhin gut gehen ließ. Er brauchte ein ganzes Jahr, um in seine vormalig üppige Form zurückzuwachsen. Wenn Sie übrigens einmal die Samurai-Diät geschafft haben, dann wird Ihnen der Widerstand gegen den Jo-Jo-Effekt wie ein Spaziergang vorkommen, denn Sie fühlen sich erst einmal privilegiert, überhaupt wieder essen zu dürfen und freuen sich über jedes Stück Brot und jedes Radieschen, als wäre es das erste in ihrem Leben.

Hungerstoffwechsel, Myokine und Autophagie

Ergebnisse der neuesten Forschung

Abnehmen sollte im Grunde ganz einfach sein. Organe und Muskeln, so scheint es, müssten nur Körperfett abbauen statt Nahrung zu verdauen, um sich mit Kohlenhydraten zu versorgen, deren Brennwert in Kalorien genug Energie für die Lebenserhaltung, die tägliche Bewegung und zusätzliche sportliche Leistungen liefert. Es ginge dann nur um eine simple ‚Unterbilanz' der Kalorienzufuhr aus Nahrung gegenüber dem Kalorienverbrauch des Körpers, damit dieser seine eigenen Fettdepots verbraucht. Die meisten Diäten und Fasten-Methoden gehen auf dieses einfache Prinzip zurück.

Doch es ist falsch, denn es funktioniert nicht. Epidemiologische Untersuchungen haben weltweit übereinstimmend nachgewiesen, dass bisher keine Diätmethode ‚nachhaltige' Erfolge erzielt. In einer großen Studie zur Entwicklung der Fettleibigkeit (Adipositas) in den USA bis 2050 wurde geschätzt, dass nur 4% der ‚Fettleibigen' mit Diäten eine Chance haben, wenigstens wieder in die niedrigere Kategorie der ‚Übergewichtigen' zu kommen. Es gibt viele übergewichtige Menschen, die schon ganze *Diätbiographien* durchlebt haben, und zwar genau aus dem Grund, dass sich nichts änderte, was immer sie auch versuchten. Diese Diätkarrieren beginnen bereits in der Pubertät, und viele, die heute wirklich übergewichtig sind, betrachten verwundert ihre Teenie-Bilder und fragen sich, weshalb sie sich *damals* nur zu dick finden konnten.

Hierzu darf man allerdings nicht jene Frauen und Männer zählen, die als Darsteller für Film und Fernsehen oder als Models für die Modebranche arbeiten. Sie haben sich, den Imperativen der mächtigen Bilderwelt der Medien gehorchend, für ein Leben als *permanente Diät* mit Dauerabonnement für den Fitnessclub entschieden. Glauben Sie bloß nicht, dass es ein kulinarisch-sinnliches Erlebnis wäre, Claudia Schiffer oder George Clooney zum Fünf-Gänge-Menü beim Franzosen auszuführen. Sie würden nur Wasser trinken, das magerste Stück Fleisch ohne Kruste essen, etwas Gemüse dazu, das war's. Wein, Beilagen, Saucen, knuspriges Baguette, Käse oder Dessert? Niente di niente. Vielleicht noch einen Espresso ohne Zucker. Ebenso gibt es Menschen, die aus gesundheitlichen Gründen, etwa Allergien, Unverträglichkeiten, Leber- und Magenkrankheiten oder Bluthochdruck, dauerhaft einen diätetischen Lebenswandel führen müssen, obwohl sie vielleicht nicht einmal übergewichtig sind. Die meisten herkömmlichen Diäten beinhalten schon umfangreiche Richtlinien für ‚das Leben danach', die nichts Anderes sind, als die *Fortsetzung derselben Diät mit anderen Mitteln*. Man könnte auch sagen, dass es Versuche sind, die Folgeschäden der ersten Diät mit einer zweiten zu verschleiern.

Die Diät-Motivationstrainer tun dagegen so, als würden Sie gar keine Diät nötig haben, ach was, dass sowieso alle Diäten schlecht seien, erklären dabei aber gleichzeitig den Rest Ihres Lebens zur Dauerdiät mit Frühstücksregeln, Bewegungsvorschriften, Kochanweisungen und Schlafenszeiten. Die Topseller der Branche, Ullrich Strunz mit *Forever Young* und Patric Heizmann mit *Ich bin dann mal schlank* (Gräfe und Unzer, 2003 und 2010), haben herausgefunden, dass man diese Botschaften am besten noch in einer Kindersprache verpackt, die manche Zehnjährigen beleidigen würden. Die gesamte Diätindustrie steht in einem harten Wettbewerb darum, wer es schafft, die Schlankheitswilligen am wirksamsten zu entmündigen. Eine geistig und körperlich der Gesundheit zuträgliche Diät sollte dagegen ein Zeitabschnitt mit Anfang und Ende sein, in dem man seine Lebens- und Essgewohnheiten ändert, um danach normal weiterzuleben, aber eben mit weniger Körperfett. Diäten zur Gewichtsregulierung sollten deshalb grundsätzlich *temporär* sein. Darauf kommen wir im Kapitel *Ein hedonistisches Manifest* zurück. Doch bisher liefern alle Arten von Diäten niederschmetternde Erfolgsbilanzen. Warum?

Dazu müssen wir uns den neuesten Ergebnissen der Stoffwechselforschung zuwenden. In den letzten Jahren sind in diesem Bereich revolutionäre neue Erkenntnisse gewonnen worden. Sie werden die simple Idee der Kalorienunterbilanz pulverisieren, die allen bisherigen Diäten zugrunde liegt. Denn keine dieser gängigen Schlankheitskuren hat darauf geachtet, was sie dem Körper antut und in welchem Zustand er *nach* dem Nahrungsentzug ist. Der *Hungerstoffwechsel* ist eine spezieller, negativer Effekt des Fastens und aller Nulldiäten, während die *Myokine* neu entdeckte Botenstoffe der Muskeln sind, die eine viel größere Bedeutung im Stoffwechsel haben, als man noch bis vor kurzem angenommen hatte. Ein spezielles Myokin ist der *Brain-Derived Neurotrophic Factor* BDNF, das einzige Protein, das von den Muskeln zur Versorgung des Gehirns produziert wird und dort die extrem wichtige Funktion der Erhaltung und Regeneration der Nervenbahnen und der neuronalen Verbindungen übernimmt. Die Theorie vom *egoistischen Gehirn* erklärt darüber hinaus, wie das Gehirn zum Zweck seines Selbsterhalts den Körper gerade *nach der Diät* zur übermäßigen Nahrungsaufnahme zwingt und warum Diäten – Anwesende natürlich ausgenommen – überhaupt sinnlos sind.

Der Hungerstoffwechsel

Um besser zu verstehen, wie und weshalb die Samurai-Diät – obwohl sie sich der Fastentechnik bedient – völlig anders funktioniert als alle herkömmlichen Nulldiäten und Fastenkuren, wollen wir uns deren größte Gefahr einmal genauer ansehen, den **Hungerstoffwechsel**. Damit bezeichnet man die Umstellung zahlreicher Körperfunktionen bei akutem Nahrungsmangel. Normalgewichtige können bei Wasser- und Vitaminzufuhr 50 bis 80 Tage ohne Nahrung überleben. Die wichtigsten Vorgänge sind dabei der *Katabolismus* – die Verarbeitung von komplexen Molekülen zu einfacheren Bausteinen, etwa von Muskeleiweiß zu Kohlenhydraten, also in der Regel eine Zerstörung von Körpersubstanz – und die *Ketogenese* – die Bildung von speziellen Molekülen, mit denen Glukose als wichtigster Nährstoff für das Gehirn ersetzt werden kann. In beiden Fällen ist das Ziel die Energiegewinnung für Muskeln, Organe und das Gehirn.

Die **erste böse Überraschung** dabei ist, dass die Energie nicht in erster Linie und schon gar nicht ausschließlich aus dem eingelagerten Körperfett kommt, sondern zunächst die Muskeln selbst abgebaut werden, die ja eigentlich mit Energie versorgt werden sollten. Auch im fortgeschrittenen Hungerstoffwechsel geht etwa noch ein Viertel des Gewichtsverlusts zulasten der Muskeln statt des Fetts. Das geht soweit, dass auch der Herzmuskel davon in Mitleidenschaft gezogen werden kann. Bei allen Nulldiäten und auch beim Heilfasten beginnt der Abbau von Körperfett erst nach einer Woche. Bis dahin ist aber bereits ein Menge Muskelmasse und sonstiges Plasma- und Gewebeeiweiß im Körper abgebaut worden. Das beeinflusst das Immunsystem negativ, und deshalb kommt es während des klassischen Heilfastens häufig zu Infektionen oder der Verschlimmerung bereits bestehender Infekte. Der anfängliche Gewichtsverlust beim Fasten betrifft also gar nicht die Fettdepots, sondern Muskelmasse. Das kann fatal sein. Eine Freundin von mir hatte vom jahrelangen Volleyballspielen einen straffen, runden, muskulösen Po. Der war nach einer Woche Fasten, in der sie kaum Sport treiben konnte, verschwunden und kam nie wieder. Sie hat zwar abgenommen, aber kein Fett, sondern ausschließlich Muskeln.

Die **zweite böse Überraschung** sind die Nebenprodukte der verstärkten Ketogenese, die das Blut übersäuern und so schnell zur *Ketose* oder sogar zur *metabolischen Azidose* führen können. Das führt zu Symptomen wie bei unbehandelter Zuckerkrankheit und Gicht.

Und als ob das nicht schlimm genug wäre für die Ziele einer Schlankheitskur, stellt sich der Körper als **dritte böse Überraschung** auch noch insgesamt auf einen bis zur Hälfte niedrigeren Grundumsatz an Energie ein, was man die *Hungeradaption* nennt. Nicht nur die Muskeln, auch die Organe und vor allem das Gehirn, verbrauchen Kalorien. Das ist der sogenannte *Grundumsatz*, den man kaum steigern kann, vor allem nicht auf Dauer und in einem solchen Umfang, dass er das Gewicht reduziert. Bei allen Nulldiäten und vor allem beim Fasten tritt vielmehr das Gegenteil ein, denn das sind zugleich die effizientesten Methoden, um diesen Grundumsatz zu *senken*. Denn etwa 30% im Energiehaushalt des Körpers verbraucht der gesamte Magen-Darm-Trakt, im Wachzustand wie im Schlaf. Doch während der Nulldiäten und des Fastens ist der Verdauungstrakt weitgehend stillgelegt, was bedeutet, dass auch der Grundumsatz ungewöhnlich niedrig ist. Deshalb ist es beinahe fahrlässig, sich während des Fastens für den Fettabbau auf diesen Grundumsatz zu verlassen. Es gibt also von vornherein eigentlich keine schlechteren Methoden zum Fettabbau als Nulldiäten und das Fasten, denn der Körper läuft von sich aus in dieser Zeit auf erheblich niedrigeren Touren als sonst. Diese Hungeradaption geht nach dem Fasten noch mehrere Wochen oder sogar Monate weiter und sorgt dafür, dass Sie nicht nur schnell wieder bei Ihrem Ausgangsgewicht sind, sondern es häufig auch überschreiten.

Insofern haben die Skeptiker und Kritiker mit ihrem Aufschrei „Das ist ungesund!" schon gute Gründe, jeden zur Vorsicht zu ermahnen, der sein Übergewicht mit radikalen Methoden weghungern will. Denn grundsätzlich gilt: **Hungern ist gefährlich und kann zu schweren Gesundheitsschäden führen!**

Wir werden noch sehen, dass in den ersten Tagen der Samurai-Diät eine leichte Ketose unvermeidlich ist, was man an dem säuerlichen Acetongeruch im Atem merkt, über den diese Stoffwechselprodukte ausgeschieden werden. Doch statt Muskelabbau und einer Verringerung des Grundumsatzes ist das Ergebnis der Samurai-Diät genau das Gegenteil, womit die negativen Effekte des Hungerstoffwechsels wirksam vermieden werden.

Myokine und BDNF

Der menschliche Körper verfügt über 640 Muskeln. Einen Teil davon bildet die glatte Muskulatur, die für die Gefäßverengung und -erweiterung und die Organbewegungen zuständig ist. Sie kann nicht bewusst gesteuert werden. Die quergestreifte Muskulatur umfasst die gesamte Skelettmuskulatur, die willkürlich bewegt werden kann, und den Herzmuskel. Sie macht einen großen Teil des Körpergewichts aus, bei Frauen 25-35%, bei Männern 40-50%. Bis vor kurzem wurden diese Muskeln als passive Befehlsempfänger gesehen, die durch Kontraktion Kraft auf das Skelett übertragen. Dazu brauchen sie eine Energiezufuhr aus im Körper eingelagerten Kohlenhydraten, aus zugeführter Nahrung oder aus Körperfett. Diese rein **mechanistische Sicht auf das Muskel-Fett-Verhältnis** ist gerade dabei, komplett widerlegt zu werden. Denn die Muskeln sind mehr als nur die Brennöfen für Nahrung und überschüssiges Fett. Sie leisten einen viel größeren Beitrag zum Stoffwechselgeschehen, zur Gesundheit und zum individuellen Wohlbefinden, als bisher bekannt war. Die Muskeln sind unser größtes Stoffwechselorgan. Erst wenn wir die ganze Bedeutung der Muskulatur betrachten, bekommen wir eine Vorstellung davon, wie sich die paradoxe Samurai-Diät – stärker und gesünder werden durch Hungern und Bewegung – von herkömmlichen Diäten unterscheidet und warum sie so erstaunlich wirksam ist.

Die Skelettmuskulatur, das ist die neueste Erkenntnis, produziert im aktiven Zustand eine Vielzahl von Proteinen und Botenstoffen, die an alle Organe im Körper versendet werden und dort deren Optimierung und gegebenenfalls Heilung vorantreiben. Die dänische Ärztin Bente Pedersen hat wahrscheinlich Medizingeschichte geschrieben, als sie 2010 die ersten Ergebnisse ihrer Forschung veröffentlichte. Sie hat 400 dieser überraschenden Muskelprodukte identifiziert. Als Entdeckerin dieser neuen Substanzen durfte Pedersen den Namen für die gesamte Stoffgruppe festlegen: *Myokine*, abgeleitet vom griechischen Wort „Myos" für Muskel. Bisher versteht man erst bei einem Dutzend davon ihre genaue Funktion. Sie unterstützen die Bauchspeicheldrüse, indem sie die Leber zum Abbau von Glukosedepots anregen; sie haben entzündungshemmende Wirkung und schützen so vor Herzerkrankungen oder sie fördern die Neubildung von Blutgefäßen und Muskelzellen. Der Clou dabei ist, dass damit nicht nur der Zusammenhang von Bewegungsmangel und Übergewicht erklärt wird, sondern von Bewegungsmangel und einer Vielzahl von Verschlechterungen des gesamten Stoffwechselgeschehens bis hin zu akuten Krankheiten. Pedersen hat in einer ihrer Studien junge, sportliche Männer für kurze Zeit in Couch-Potatoes verwandelt. Sie durften sich bei gleichbleibender Ernährung jeden Tag nur noch wenige Schritte fortbewegen. Bereits nach zwei Wochen zeigte sich eine dramatische Verschlechterung ihrer Blutwerte. Durch die reduzierte Produktion von Myokinen schoss die Insulinausschüttung in die Höhe und die Bildung von Fettpolstern in der Bauchhöhle zwischen den Organen setzte ein. Wer sich also zu wenig bewegt, wird nicht nur übergewichtig, sondern ernsthaft krank, weil die unbewegten Muskeln immer weniger Myokine bilden. Wir werden noch sehen, auf welche Weise die Samurai-Diät die Myokinproduktion auf ein Maximum anhebt und dadurch praktisch den gesamten Organismus mit seinen eigenen Mitteln überall dort *repariert*, wo ihm vorher durch Entzündungen, Infektionen, Zellgifte oder Unterversorgung Schaden zugefügt wurde.

Eine Eigenschaft der Muskulatur, die auch erst in den letzten Jahren richtig verstanden wurde, ist das **neuro-muskuläre Gedächtnis**. Das hatte man bis dahin vor allem unter dem Aspekt des Antrainierens von motorischen Bewegungsabläufen betrachtet, die dadurch weniger bewusste Kontrolle und Auslösereize erfordern. Das betrifft nicht nur alle Sportarten und das Tanzen, sondern auch das Musizieren und sogar das Speed-Cubing mit Rubiks 3-D-Puzzlewürfel. Doch inzwischen ist nachgewiesen worden, dass die Muskeln auch ein ‚Gedächtnis' bezüglich ihrer *Form* haben. Einmal durch Training, Belastung und gezielte Überlastung ausgeprägte Skelettmuskeln ‚erinnern' sich auch nach langer Zeit des Nicht-Trainierens und des Rückgangs der Muskelmasse an ihre einmal erreichte Form. Bisher dachte man, dass die Muskelkraft und -masse, wenn sie durch Passivität reduziert wurde, verloren ist und ganz neu aufgebaut werden muss. Das ist nicht der Fall. Vielmehr wird jetzt vermutet, dass das neuro-muskuläre Formgedächtnis sogar permanent ist, was bedeutet, dass es seine optimale Ausprägung für den Rest der Lebenszeit des Körpers potenziell verfügbar hält. Der Mechanismus dahinter, so wird weiter vermutet, liegt in der Bildung neuer Zellkerne in den Muskelzellen. Die Muskelfasern bestehen aus speziellen mehrkernigen Zellen, den *Synzytien*, die etwa eintausend Mal größer sind als alle anderen Zellen im menschlichen Körper. Die Steigerung von Muskelkraft und -volumen wird durch die Bildung neuer Kerne in den Zellen ausgelöst. Entgegen der bisherigen Annahme gehen diese neuen Zellkerne auch bei langer Aussetzung der Muskelbeanspruchung nicht verloren, sondern sie bleiben im Standby-Modus weitgehend oder sogar vollständig erhalten. Die Lehre, die sich daraus ziehen lässt, lautet einfach, dass man mindestens einmal im Leben eine gute Muskulatur durch Training aufgebaut haben sollte. Die beste Zeit dafür ist in der Kindheit und Jugend, denn mit zunehmendem Alter lässt die Fähigkeit zu dieser Zellkernbildung sowie zur neuro-muskulären Synaptogenese nach, welche für die Kommunikation zwischen dem Nervensystem und den Muskeln zuständig ist. Dieses neuro-muskuläre Gedächtnis erklärt, wie es bei der Samurai-Diät zu einem Trainingseffekt kommen kann, der die Wiederholungen vereinfacht und effizienter macht.

Eine weitere sensationelle Neuheit ist die Entdeckung des sogenannten *Brain-Derived Neurotrophic Factor*, kurz BDNF, in den Muskeln. Hinter diesem verrückten Namen steckt ein Protein, von dem man bisher dachte, dass es im Gehirn produziert wird, was der Ausdruck „brain-derived" bezeichnen sollte, zu Deutsch etwa „aus dem Gehirn stammend". Doch diese Annahme hat sich als falsch erwiesen. Es könnte sich dabei vielmehr um ein weiteres Myokin handeln. Die Zusammenhänge von Myokinen und dem BDNF sind noch nicht vollständig erforscht. Vielleicht handelt es sich um ein und dasselbe Botenstoffsystem, das von den aktiven Muskeln gesteuert wird, wobei der BDNF als einziger das Privileg hat, das Gehirn direkt zu beeinflussen. Einige wissenschaftliche Autoren bezeichnen BDNF bereits als ein zu den Myokinen zählendes Protein, das ebenfalls ein durch Muskelkontraktion angeregtes Produkt der Muskelzellen ist. Bisher dachte man in der medizinischen Forschung, dass das Gehirn kaum oder gar nicht von anderen Organen beeinflusst werden kann. Deshalb ist der Zusammenhang zwischen der bisher als simpel und passiv angesehenen Muskulatur und dem Gehirn besonders aufregend. Denn mit dem BDNF liefert die Skelettmuskulatur offensichtlich einen der wichtigsten Baustoffe für das Gehirn, mit dem die Nervenbahnen instandgehalten, Nervenzellen repariert und Synapsen neu gebildet werden. Das steckt in dem Begriff „Neurotrophic" bzw. Neutrophin, was übersetzt „Nervennährstoff" bedeutet. Eine zentrale Funktion scheint BDNF für das Gedächtnis, das abstrakte Denken und vor allem für das Langzeitgedächtnis zu haben. Es wurde in zahlreichen Studien belegt, dass Depressionen, Schizophrenie, Anorexie, Bulimie, Alzheimer und Demenz mit einem akuten Mangel an BDNF einhergehen. Während der Samurai-Diät wird mit einem anspruchsvollen Bewegungsprogramm neben den Myokinen auch die Produktion von BDNF auf ein Maximum angehoben. Wir werden gleich sehen, weshalb das so wichtig ist.

Das egoistische Gehirn

Auch das Gehirn selbst spielt eine ganz andere Rolle im Stoffwechsel, als man bisher annahm. Das hat der Neurologe Achim Peters in seinem Buch ***Das egoistische Gehirn. Warum unser Kopf Diäten sabotiert und gegen den eigenen Körper kämpft*** (Ullstein, 2011) erstmals umfassend gezeigt. Ausgangspunkt waren die Untersuchungen der deutschen Pathologin Marie Krieger, die während des ersten Weltkriegs, als die Soldaten im ‚Steckrübenwinter' 1916/17 hungerten, feststellte, dass die Gehirnmasse der an Unterernährung Gestorbenen kaum abgenommen hatte, während alle übrigen Organe um etwa 40% geschrumpft waren. Das Gehirn stellt nur zwei Prozent unseres Körpergewichts dar, beansprucht aber die Hälfte des täglichen Glukosebedarfs, im Stressfall sogar bis zu 90 Prozent. Es wartet aber nicht passiv darauf, dass der Körper ihm diese Glukose liefert, sondern steuert den gesamten Stoffwechsel, um zunächst seinen eigenen Energiefüllstand zu regulieren – ohne Rücksicht auf den tatsächlichen Bedarf aller übrigen Organe und Muskeln. „Das Gehirn nimmt in der Stoffwechselhierarchie des Körpers eine Sonderstellung ein", schreibt Peters. Das hat gravierende Folgen: „Es ist die mangelhafte Energieversorgung des Gehirns, die bei übergewichtigen Menschen dazu führt, immer mehr zu essen." Dieser erhöhte und durch normale Nahrungsaufnahme nicht zu befriedigende Energiebedarf des Gehirns entsteht durch Stress. Eines der Hauptprobleme, so Peters, sei daher die Dauerstressbelastung, auf die moderne Menschen nicht mit Bewegung reagieren können. Das Gehirn peitscht den Organismus an, mehr Glukose zu liefern, als er durch Bewegung abarbeiten kann, nur damit das Gehirn seinen Teil bekommt: „Wenn das Gehirn Energiebedarf hat, werden die Sättigungssignale des Fettgewebes abgeblockt." Diese Theorie vom *selfish brain* ist inzwischen international unter Experten anerkannt und wird von über 10.000 Studien gestützt.

Man muss nun dazusagen, dass Achim Peters jegliche kalorien- und kohlenhydratreduzierende Diät – aus Sicht der Hirnforschung – für falsch hält, weil sie das Gehirn als diktatorisch herrschendes Organ des Stoffwechsels dahingehend programmieren, noch mehr Nahrung anzufordern. Statt endlose Diäten zu machen hält er es für ratsamer, wieder *satt sein* zu lernen, denn genau das vergisst man mit jeder Diät ein wenig mehr. Dem ist auch kaum zu widersprechen, denn die Erfahrungen mit den herkömmlichen Diäten entsprechen genau diesem Befund. Eine brandneue Studie vom Albert Einstein College of Medicine in New York hat sogar einen noch viel verrückteren Mechanismus bestätigt, den Studienleiter Rajat Singh und seine Kollegen schon 2010 in den Fachmagazinen *Nature* und *Cell Metabolism* vorausgesagt hatten. Sie haben an hungernden Mäusen einwandfrei festgestellt, dass Teile ihres Gehirns anfangen, sich selbst zu verdauen. Man kennt diesen Prozess unter anderem von Muskelzellen bei Nahrungsentzug, doch das Gehirn hielt man hinsichtlich dieses Mechanismus bisher für immun. Es wurde allerdings nur eine spezielle Art von Zellen identifiziert, die zur sogenannten **Autophagie** im Gehirn imstande sind. Es sind Neuronen im Hypothalamus, dem Kontrollzentrum des vegetativen Nervensystems, von wo aus die meisten unbewussten Körperfunktionen gesteuert werden. Bei einem höheren Fettsäureanteil im Blut, möglicherweise durch den Abbau von Körperfett, fangen diese Neuronen an, ihre Zellbestandteile aufzulösen, sich selbst zu verdauen und sich ihren intakten Kollegen als Energielieferant zur Verfügung zu stellen. Die Forscher meinen, dass dieser Vorgang wahrscheinlich auch bei Menschen stattfindet und die Quelle aller Hungersignalen sein könnte. Auf den ersten Blick scheint diese Entdeckung der Theorie vom egoistischen Gehirn zu widersprechen, das sein Gewicht immer konstant hält, doch der Hypothalamus und diese speziellen Neuronen machen nur einen winzigen Teil des Gesamtgewichts des Gehirns aus.

Vor diesem Hintergrund wird die Annahme plausibel, dass die besonders radikale Samurai-Diät tatsächlich auch grundlegende Versorgungsmuster des Gehirns beeinflusst, und zwar positiv. Es stimmt nämlich, dass dem Gehirn beim Fasten wie auch bei der Samurai-Diät sämtliche Zufuhr von Glukose als einfach und leicht aus der Nahrung abzuspaltender Bestandteil verweigert wird. Es wird vielmehr – beim Fasten – zunächst aus den Eiweißen gewonnen, die das Muskelgewebe ausmachen oder als Plasma im Körper noch frei verfügbar sind und erst dann – bei der Samurai-Diät jedoch von Anfang an und fast ausschließlich – aus Körperfett. Diese beiden Vorgänge sind erheblich komplexer und langsamer als die Aufnahme von Kohlenhydraten und Glukose aus der Nahrung über die Verdauungsorgane, was man besonders daran merkt, dass der spontane Abruf von Körperkraft, etwa beim Treppensteigen oder Sprinten, nicht so gut funktioniert wie gewohnt. Bei der Samurai-Diät lassen sich die Muskeln aber ihren Abbau zugunsten des Gehirns nicht widerstandslos gefallen, sondern gehen in die Offensive durch den antizyklischen Muskelaufbau und ein Feuerwerk an Myokinen, von denen zumindest der BDNF ausschließlich dem Gehirn zugutekommt. Vielleicht ist die Samurai-Diät damit die neue Formel für einen „Deal" zwischen dem Gehirn und seinem Organismus. Es könnte daher sein, dass die Samurai-Diät die einzige Schlankheitskur ist, die das Gehirn mit einbezieht, ohne dass es rebelliert oder Teile seiner selbst verdaut. Das ist zunächst natürlich noch eine gewagte Theorie, aber auch sie ist erst einmal gedeckt durch die Erfahrung. Was mich dabei am meisten überzeugt, das ist die Beobachtung, dass der Körper sich nach mehrmaliger Samurai-Diät auf diese einzustellen scheint. Anstatt von Anfang an mit allen Mitteln gegen den drohenden Hunger und Entzug mit Schwindel, Schmerzen und Hungerphantasien bis hin zur Panik zu kämpfen, gibt es nach vier- bis fünfmaliger Wiederholung der Prozedur eine richtiges „Willkommen!", als ob das Gehirn sich daran erinnern würde und wüsste, dass es ihm danach besser geht als vorher.

Autophagie

Das hier ist ein brandneuer Abschnitt, der erstmals in dieser Ausgabe der Samurai-Diät (2017) erscheint. Wir hatten das Thema der Autophagie, also wenn der Körper sein eigenes Zellmaterial zerlegt und verdaut, bereits im vorangegangenen Abschnitt zum egoistischen Gehirn kurz angeschnitten. Seit neuestem wissen wir, dass es sich dabei nicht nur um eine exotisches Einzelphänomen der menschlichen Biochemie handelt, sondern um einen der wichtigsten Stoffwechselprozesse zur Selbsterhaltung, Krankheitsabwehr und gesunden Alterung in allen Bereichen des organischen Lebens, von den Hefepilzen über die Insekten bis zum Menschen.

Vergangenes Jahr erst hat der japanische Zellbiologe Yoshinuri Ohsumi hat für seine bahnbrechenden Forschungen und Entdeckungen zur Autophagozytose den Nobelpreis für Medizin/Physiologie erhalten. Der Prozess ist bereits seit den 1960er Jahren bekannt. Ohsumi hat mit seinem Team am Tokyo Institute of Technology erstmals fünfzehn Gene identifiziert, die die zelluläre Selbstverdauung steuern, welche viel komplexer ist, als bisher angenommen wurde.

Der Körper zerlegt und verdaut unter Stress – und dazu zählt Nahrungsentzug – eigene Zellen. Teilweise geschieht das zur Energiegewinnung, teilweise als gezielte Aussonderung von defekten Biomolekülen, vor allem von langkettigen Proteinen mit kaputten Abschnitten, die ihre Funktionen nicht mehr erfüllen können. Es geht also um unser körpereigenes Müllabfuhr- und -verbrennungssystem. Diese Prozesse – darüber sind sich die Forscher bereits einig – werden tatsächlich mit unterschiedlichen Lebens- und Ernährungsweisen jeweils gebremst oder unterstützt. Als wichtigste Technik zur Beschleunigung der Autophagie wurde ausgerechnet das Fasten in all seinen Formen identifiziert. Auch deshalb ist seit 2016 überall von den **Wohltaten des Intervallfastens** zu lesen. Ob tägliche 12-, 16- oder 18-Stundenzyklen ohne Nahrungsaufnahme, zwei Fastentage pro Woche, immer abwechselnd einen Tag essen und einen Tag Fasten: man kann mit Fasten angeblich nichts mehr falsch machen.

Zugegebenermaßen spielt das den Fastenpredigern in die Hände, die seit jeher von den ‚Schlacken' gefaselt haben. Ich habe mich seit der ersten Ausgabe der Samurai-Diät weiter unten, im Kapitel *Das Prinzip des Fastens*, über diese Folklore lustig gemacht – und werde das auch so stehen lassen. Denn sie haben damit immer im Körper eingelagerte Umweltgifte gemeint. Es bleibt auch dabei, dass der Weg von dieser unausgegorenen Fastenideologie zur Mangelernährung und Essstörung kürzer ist als zu irgendeiner Form verbesserter Gesundheit.

Dennoch wollen wir festhalten, dass es beim kontrollierten Nahrungsverzicht innerhalb des Hungerstoffwechsels mit seinen Gefahren – primärer Muskelabbau, Ketose, Hungeradaption – auch einen verstärkten Prozess gibt, der wissenschaftlich als gesundheitsfördernd und lebensverlängernd gilt: die Autophagie. Es gilt inzwischen als gesichert, dass sie sich, wenn sie richtig befeuert wird, den Blutdruck, den Zuckerspiegel und die Entzündungsmarker im Blut senkt. Sie wirkt sich sogar vorteilhaft auf die Ausbruchswahrscheinlichkeit und den Verlauf von Krebs und Alzheimer aus. Es müsste daher wirklich mit dem Teufel zugehen, wenn das kein weiterer biochemischer Prozess ist, der die Samurai-Diät so wirksam und gesund macht.

Hungern, Laufen, Jagen und die Evolution

Vor diesem Hintergrund der neuesten wissenschaftlichen Erkenntnisse fehlt nur noch eine evolutionsbiologische Hypothese, die erklären könnte, weshalb die Samurai-Diät so überraschend gut und dabei ganz anders als herkömmliche Diäten funktioniert. Warum sollten der Körper und vor allem das Gehirn bereit sein, auf Nahrung zu verzichten und dabei einen weitgehenden Umbau des Stoffwechsels bei gleichzeitiger Leistungssteigerung zulassen? Welche Funktion könnte die Duldung eines solchen extremen Zustandes einst für das Überleben der Gattung gehabt haben? Solche evolutionstheoretischen Überlegungen sind immer hochgradig spekulativ, und einige sind nichts anderes als abwegige Steinzeitromantik, wie wir hier gleich und später noch im Kapitel *Das Prinzip des Fastens* sehen werden. Wenn wir jedoch gesunden Menschenverstand und neueste Forschungsergebnisse der Anthropologie und der Biologie miteinander kreuzen, dann liegen wir wahrscheinlich auch nicht schlechter als jeder promovierte Evolutionsbiologe. Das Schöne an diesen Hypothesen ist, dass sie die Phantasie anregen und so griffige Bilder liefern. Darauf wollen auch wir nicht verzichten.

Es wird heute noch darüber gestritten, wie weit der Fleischverzehr und damit die Jagd von wilden Tieren verbreitet war in den zwei Millionen Jahren, bis die ersten Menschen vor etwa 15.000 Jahren sesshaft wurden. Sicher ist nur, dass man angesichts dieser Zeiträume ‚Nomaden' und ‚Ackerbauern' nicht als die zwei Archetypen unterscheiden kann, auf die alle heutigen Menschen sich in der einen oder anderen Erblinie zurückzuführen lassen, wie es der Ernährungswissenschaftler Detlev Pape in seinem Bestseller *Schlank im Schlaf* (2006) fabuliert und damit über eine Million Käufer seines Buchs verrückt gemacht hat. Nicht nur, weil die Periode der nomadischen Jäger über hundert Mal länger als die junge Ackerkultur war, sondern vor allem, weil innerhalb kurzer Zeit fast *alle* Nomaden und Jäger sesshaft wurden. Darauf Diätkonzepte aufzubauen ist grober Unfug und Anthropologen können über diese willkürliche Unterteilung nur den Kopf schütteln. Der omnivore Mensch, ein Allesfresser, war jedenfalls nicht zwangsläufig auf tierische Nahrung angewiesen. Weitgehend unbestritten ist dagegen, dass tierische Proteine maßgeblich waren für das Wachstum, insbesondere für die Entwicklung und schließlich Vergrößerung des Gehirns. Deshalb kann man davon ausgehen, dass die erfolgreiche Jagd von Beutetieren evolutionäre Vorteile mit sich brachte. Wie sah diese älteste Form der Jagd aus? Es war die Treib- und Hetzjagd, denn Waffen, allen voran Speere, gibt es erst seit frühestens 60.000 Jahren, und nur der Homo sapiens konnte sie werfen, während der Neandertaler sie nur als Stichwaffe benutzte. Bis zu dieser Zeit scheinen übrigens Frauen regelmäßig an der Jagd beteiligt gewesen zu sein. In Gruppen näherten sich die Jäger am Morgen oder spätestens um die Mittagszeit einer ausgesuchten Beute. In der Regel waren es Huftiere, die viel schneller liefen als ihre Verfolger und zunächst fliehen konnten. Doch die Jäger blieben ihnen auf den Fersen, immer in Bewegung. Anders als alle anderen Landtiere konnte der Steinzeitmensch, nachdem er das Fell seiner Affenvorfahren abgelegt hatte, die Körperwärme über die Poren in seiner Haut ableiten und daher stundenlang laufen. Es ist sogar anzunehmen, dass der Mensch seine vormals viel dichtere Behaarung als Umweltanpassung verloren hat, *um* besser jagen und somit Fleisch essen zu können. Das gejagte Wild dagegen überhitzte mit der Zeit, bis es erschöpft zusammenbrach. Das musste spätestens bis zum Abend geschehen sein, weil die Beutetiere sonst in der Nacht fliehen konnten. So machen es die Jäger des Volks der Khosain im südlichen Afrika heute noch. Nun muss man sich die Jagd im Frühling in der nördlichen Hemisphäre vorstellen, nachdem im Winter regelmäßig gehungert wurde, weil weder die wenigen essbaren Pflanzen verfügbar waren, noch im Schnee gejagt werden konnte. Am Anfang der Jagdsaison waren die Jäger daher ausgehungert. Eigentlich eine schlechte Voraussetzung für lange Treibjagden. Das könnte der Anlass gewesen sein, dass sich der Körper und das Gehirn über hunderte von Generationen an diese Situation angepasst haben. Die Lösung wäre dann gewesen, dass der hungernde Jäger ausschließlich von seinen Fettreserven zehrte, anstatt seine eigenen Muskeln abzubauen. Damit hatte er nicht genug Energie zum Sprinten, konnte aber einen stundenlangen Dauerlauf durchstehen. Den darf man sich allerdings nicht so vorstellen wie das heutige gemächliche Joggen mit 8 bis 10 Stundenkilometer. Der Anthropologe Peter McAllister hat anhand 20.000 Jahre alter Fußspuren von australischen Aborigines nachgewiesen, dass sie sich mit einer Geschwindigkeit von bis zu 37 Stundenkilometer fortbewegt haben – bewaffnet, barfuß und im Schlamm. Usain Bolt ist 2008 bei seinem ersten Weltrekord über 100 Meter auf der Tartanbahn mit Spikes und ohne Last eine Spitzengeschwindigkeit von knapp 45 Stundenkilometer gelaufen. Natürlich waren den Jägern solche Sprintleistungen im Frühling ohne vorherige Nahrungszufuhr unwahrscheinlich, wenn nicht sogar unmöglich. Doch auch die ersten Dauerläufe dürften die frühen Jäger mit einer Geschwindigkeit bewältigt haben, die heute einem schnellen Marathonlauf mit durchschnittlich 14 bis 18 Stundenkilometer entsprechen würde.

Da der Jagderfolg meist ungewiss war, musste er das nicht nur einmal leisten, sondern häufig mehrere Tage hintereinander, bis endlich Beute gemacht werden konnte. Es ist also möglich, dass sich aus dem Zusammenspiel von Hungern, Laufen und Jagen über viele Hunderttausend Jahre eine evolutionär vorteilhafte genetische Prägung entwickelt hat, welche die Samurai-Diät unterstützt. Umgekehrt wäre die Samurai-Diät damit eine Art *rituelle Erinnerung an die jeweils erste Jagd im Frühling, als die Menschheit noch jung war.*

Als Fazit dieses wissenschaftlichen Kapitels gibt es zwar noch keine Gewissheit, aber doch immerhin eine Vermutung und berechtigte Hoffnung, dass wir mit der Samurai-Diät die erste Schlankheitskur entwickelt haben, die nicht schädlich ist und deren Effizienz und vielfach positive Wirkung auf die Gesundheit in Zukunft von der Forschung bestätigt werden könnte.

Die drei Prinzipien

Die Samurai-Diät ist eine Kombination von zwei körperlichen Techniken, die bisher ganz getrennt betrachtet und auch praktiziert wurden, nämlich Fasten und Laufen. Sie haben ihr jeweils eigenes Prinzip und völlig unterschiedliche Auswirkungen auf den Organismus. Das Fasten ist die Kunst des kontrollierten Entzugs von Energie aus Nahrung, ohne dabei zu hungern. Das Laufen ist die Umsetzung von zugeführter Energie aus Nahrung und aus Fettreserven in schnelle Fortbewegung. Wenn man beides miteinander kombiniert, dann ergibt sich überraschenderweise etwas völlig Neues. Denn das Laufen gleicht nicht nur die schädlichen Folgen des Fastens aus, sondern baut den Stoffwechsel von Übergewichtigen in kürzester Zeit um und bringt ihn auf ein höheres Energie- und Gesundheitsniveau. Der Abbau von Fettreserven durch vollständigen Nahrungsentzug bei gleichzeitig intensivem Aufbau der Skelettmuskulatur ist ein wunderschönes Beispiel dafür, was Synergie bedeutet. Die Samurai-Diät hat daher ihr eigenes Prinzip in der Ergänzung von zwei eigentlich entgegengesetzten Prozessen, die jedoch unter bestimmten Bedingungen gemeinsam eine potenzierte Wirkung entfalten, die keiner von ihnen alleine erzeugen könnte. Aristoteles hat den Begriff der Synergie, griechisch für „die Zusammenarbeit", als Erster und bisher unübertroffen klar definiert: „Das Ganze ist größer als die Summe seiner Teile."

Das Prinzip des Fastens

Die umfangreiche neuere Literatur über das Fasten, und damit ist hier immer das mit der Nulldiät identische *Heilfasten* als Verzicht auf die Zuführung jeglicher fester Nahrung gemeint, bezieht sich zur Rechtfertigung dieser Praxis historisch durchgehend auf die Hungerperioden, welche die Evolution der Menschheit von ihrer Entstehung bis zur industriellen Revolution vor zweihundert Jahren begleitet haben. In der nomadischen Frühzeit der Menschheitsgeschichte, bevor Ackerbau und Viehzucht etwa 15.000 v. Chr. eingeführt wurden, war der Winter eine regelmäßige, jährlich wiederkehrende Hungerperiode, da kaum oder gar keine Vorräte angelegt werden konnten. Dazu kamen die häufigen, jedoch unregelmäßigen Hungersnöte und -katastrophen, zunächst klimatisch bedingt, später zunehmend durch Krieg und epidemische Krankheiten. Im Mittelalter war der Hunger einer der vier apokalyptischen Reiter aus der Offenbarung des Johannes. Mit diesem historischen Phänomen begründen viele Fastenexperten eine grundsätzliche, evolutionsbiologisch bedingte Bereitschaft des menschlichen Körpers zum Hungern. Es dürfte nicht überraschen, dass gewichtige wissenschaftliche Studien dieser Annahme widersprechen, denn es führt kein Weg von einem zunächst periodischen und später nur noch epidemischen Nahrungsmangel zu einer biologischen Anpassung, die den Hunger als willkommene oder sogar notwenige Regenerationsphase genetisch einbaut. Das wäre so, also ob der Mensch sich an Krankheiten gewöhnt hätte, weil er nur so das Gesundsein danach wieder genießen kann. Man kann der Fastenliteratur daher durchaus vorwerfen, den historisch existentiellen und lebensbedrohlichen Hunger für die eigenen Zwecke zu romantisieren. Hier ein besonders eindrucksvolles und schon unfreiwillig komisches Beispiel aus der Werbebroschüre für eine der beliebten Buchinger-Fastenkliniken:

> „Rein biologisch entspricht das Fastenwandern der Lebensweise unserer Vorfahren. Der Urmensch war ständig in Sippen *zu Fuß unterwegs auf Nahrungssuche*. Oft haben die frühen Menschen dann *magere Zeiten*, vor allem nach den Wintermonaten, als es *keine Vorräte mehr gab*, durchgemacht. Wer schon mal beim Fasten und Wandern war, *möchte diese großartige Erfahrung nicht mehr missen*: viel Natur erleben, frische Luft atmen, sich auf die natürlichste Art, auf den eigenen Füßen fortbewegen, nette Leute kennen lernen und glücklich und froh dabei sein!"

Das wäre jedoch gar nicht nötig, denn die große Kunst, die mit dem Fasten entwickelt wurde, ist eben die *Vermeidung des Hungers* bei radikalem Nahrungsentzug, genauer gesagt: des Hungergefühls. Beim erzwungenen, unkontrollierten Hungern ist der Übergang in einen hungerfreien Zustand beinahe unmöglich. Der Grund dafür ist, dass der Magen-Darmtrakt nicht vollständig geleert ist. Es werden immer wieder kleinere Mengen an Nahrung zugeführt, je nachdem, was man gerade findet und noch bekommt. Das ist die einzige Möglichkeit zu überleben, wenn die Hungerperiode Monate oder sogar Jahre dauert. Während dieser ganzen Zeit bleibt das Hungergefühl eine ständige Qual.

Die große Entdeckung des Fastens ist der *Zusammenhang von Hungergefühl und Verdauung*. Denn paradoxerweise hat man nur Hunger, *weil* sich noch Nahrung im Magen und vor allem im Darm befindet. Diese Erfahrung hat jeder gemacht, der schon einmal mehrere Tage oder Wochen lang krank war, besonders drastisch bei Erkrankungen, die von Durchfall (Diarrhö) begleitet sind, dem weltweit häufigsten Krankheitssymptom. Der Körper braucht seine ganze Energie für das Immunsystem und legt dafür den Verdauungsapparat still, der ansonsten etwa ein Drittel des energetischen Grundumsatzes beansprucht. Die Appetitlosigkeit, die sich dabei einstellt, ist aber nicht das unmittelbare Resultat der Krankheit selbst, sondern der weitgehenden oder vollständigen Entleerung des Magen-Darm-Traktes. Damit haben wir auch schon den Schlüssel und das zentrale *technische* Moment des Fastens, die Darmentleerung. Alles andere, was die Fastenliteratur empfiehlt, also bestimmte Säfte oder Tees einzunehmen, Leberumschläge zur Unterstützung der Entgiftung anzulegen, Tagesabläufe einzuhalten, Bäder zu nehmen (oder auch nicht), das Fasten nach bestimmten Regeln zu beginnen oder zu „brechen", sogar der Verzicht auf Tabak, Alkohol und

Kaffee, das alles ist absolut nachrangig und hat mit dem technischen Prinzip des Fastens nichts mehr zu tun. Entscheidend ist nur, den Verdauungsapparat zu entleeren, keine feste Nahrung zu sich zu nehmen und genügend Flüssigkeit zu trinken.

Der große ideologische Überbau bei den Fastenpraktiken aller Couleur sind moralische, spirituelle, religiöse und esoterische Ideen, die mit der Technik des Fastens keinesfalls in notwendiger Verbindung stehen. Die „große Reise ins Innere", „die innere Stimme entdecken", „Körper und Geist entschlacken", „geistigen und seelischen Ballast abwerfen", „zu sich selbst finden", „Seele und Geist mit Yoga und Meditation erquicken", „in der Natur wandern, um sie neu zu erfahren", im Gruppen-Fasten „die Gemeinschaft entdecken", „die Erleuchtung erfahren", etwa mit dem Fasten nach der Methode der mittelalterlichen Mystikerin Hildegard von Bingen, die „Heilung der Seele" – so und ähnlich lauten die Werbesprüche der Fastenindustrie, die sich gerne besonders sanft und vergeistigt gibt.

Ich weiß, dass diese Darstellung vielen Leuten gar nicht gefallen wird. Aber nach zwanzig Jahren Fastenerfahrung kann ich nur sagen, dass das Fasten endlich mal selbst „entschlackt" werden muss. Schlacken sind nämlich auf „Fastendeutsch" Gifte, die nur mit Unterstützung der Fastenkur aus dem Körper gespült werden können. „Entschlackung" ist die absolute Lieblingsvokabel in diesem alternativmedizinischen Soziolekt, der zu uns direkt aus dem Mittelalter spricht, als die ganze Medizin noch aus nichts anderem als der Ausleitung „böser Säfte" bestand. Der Fastenpapst Hellmut Lützner etwa schreibt in *Wie neugeboren durch Fasten* (Gräfe und Unzer), übrigens dem besten Buch in dieser Sparte, das seit 1976 verlegt wird: „Mit dem bewussten Verzicht auf Nahrung gibt man dem Körper die Chance, sich zu entschlacken, zu entgiften und zu reinigen." Das Problem ist nur, dass es weder im Körper liegengebliebene Schlacken gibt, weil Leber und Niere äußerst zuverlässig alle Gifte entsorgen, noch den geringsten wissenschaftlichen Hinweis auf irgendwelche Gift- oder Schadstoffe, die durch Fasten mehr ausgespült werden als im normalen Stoffwechselprozess. Eher das Gegenteil ist der Fall, denn Fasten baut erwiesenermaßen wichtige freie Proteine und Muskelmasse ab. Das passiert vor allem in den ersten Tagen – und stinkt erst einmal unangenehm. Wenn die Fettverbrennung richtig funktioniert, dann geht auch dieser seltsame Körpergeruch zurück. Mit Reinigung hat das also nichts zu tun. Deshalb sollte dieser ganze pseudohygienisch-spirituelle Rausch erst einmal in die Ausnüchterungszelle, damit der Blick frei wird für die Aspekte, die am Fasten tatsächlich faszinierend sind. Das ist für unsere Zwecke im Rahmen der Samurai-Diät auch deshalb wichtig, weil das Fasten umso schädlicher wird, je *sanfter* es betrieben wird. Das haben wir auch schon im vorangegangen Kapitel gesehen, nicht zuletzt daran, dass es keinesfalls der „Lebensweise unserer Vorfahren" entspricht. Für sie wäre unser Fastenwahn etwa ebenso unverständlich wie es das bei vielen Menschen beliebte Verbrennen ihrer weißen Haut in der Sonne für die Bewohner der heißen Klimazonen heute noch ist. Das Fasten ist genauso eine Mode, die angenehme und zum Teil gesunde Effekte mit erheblichen Risiken verbindet.

Das Fasten hat es mit einem völlig künstlichen, gar nicht naturgegebenen und dabei noch sehr simplen Eingriff in den Stoffwechsel geschafft, das egoistische Gehirn *während der Fastenzeit* zu überlisten und ihm die Grundlage für seine terroristischen Hungermeldungen zu entziehen. Es ist noch nicht sicher, ob es tatsächlich eine durch Nervenleitungen aus dem Darmbereich über das Rückenmark veranlasste Abschaltung des Hungergefühls im Gehirn ist, oder nur die Produktion von Opiat-Peptiden, die im Gehirn durch den Stress der völligen Entleerung des Verdauungsapparates aktiviert wird. Letzteres geschieht sowieso und ist schon länger nachgewiesen. Es bedeutet, dass das Gehirn sich während des Fastens selbst mit diesen dem Morphin ähnlichen Stoffen anästhesiert. Das führt zu einer leichten Dauer-Euphorie, die jeder kennt, der schon einmal gefastet hat. Das ist eine durchaus interessante Erfahrung mit körpereigenen Drogen, der man auch gerne eine spirituelle Bedeutung gibt.

Das egoistische Gehirn als Sitz des vielschichtigen Erinnerungsvermögens ist allerdings weder durch Großzügigkeit, noch durch Vergesslichkeit gekennzeichnet. Denn wenn der kleine Opiumrausch aufhört, dann greift das Gehirn zur Peitsche und treibt den Körper an, ihm all die entgangene Energie nachzuliefern, und zwar sofort. Das geht jedoch nur, indem der Körper mehr und vor allem stärker kohlenhydrathaltige Nahrung aufnimmt, als er für den restlichen Energiehaushalt benötigt – wenn man nach dem Fasten nicht mit einer Diät weitermacht! Er muss auch deshalb mehr Nahrung in den Fettdepots speichern, weil er weniger Muskelmasse hat als vor dem Fasten. Außerdem bleibt der Grundumsatz noch Wochen oder sogar Monate nach dem Fasten niedriger als vorher, siehe *Hungerstoffwechsel*. Daher ist bei keiner Art von Schlankheitskur der Jo-Jo-Effekt so dramatisch wie beim Fasten. Man muss fairerweise dazusagen, dass inzwischen viele Fastenbücher und Programme von Fastenkliniken ganz ausdrücklich schreiben, dass Fasten keine angemessene Methode zur Gewichtskontrolle ist. Mit größter Zurückhaltung sollte man allerdings den Versprechungen begegnen, das Fasten wäre gut gegen Krebs, Depressionen, Migräne, grünen Star oder sogar Kinderlosigkeit. Gut belegt sind dagegen heilsame Wirkungen bei vielen organischen Entzündungs- und äußerlichen Hautkrankheiten sowie bei fast allen Krankheiten, die den Magen-Darm-Trakt betreffen.

Nun müssen wir aber noch auf die psychischen Erfahrungen während des Fastens kommen, denn die sind in der Samurai-Diät weitgehend identisch. Gerade Fastenanfänger begeben sich freiwillig in einen exotischen und zunächst als höchst bedrohlich empfundenen Zustand. Der erste, zweite und dritte Tag bescheren unvergessliche Eindrücke. Es ist eine Mischung aus Faszination und Panik, denn beim Fasten signalisiert der Körper dem Gehirn zunächst unumwunden, dass er *verhungert*. Dieser Hunger wird allerdings nicht gespürt – das ist ja der große Trick des Fastens. Es ist aber alleine schon die *Vorstellung*, die enormen Stress und Hungerphantasien hervorrufen kann. Das geht bis hinein in die Träume. Unruhiger Schlaf während des Fastens, vor allem während der ersten Tage, ist ganz normal. Es können auch viele Ängste auftauchen, die gar nichts mit Essen zu tun haben. Das Gehirn wehrt sich eben auf allen Ebenen des Bewusstseins gegen diese Zumutung. Deshalb ist eine der wichtigen Voraussetzungen für das Fasten, dass man es nicht zu Zeiten macht, die von sich aus schon Probleme, Stress und Belastung mit sich bringen, also etwa vor Prüfungen oder in einer Trennungsphase.

Das ist alles Teil des Panik-Komplexes. Dem steht aber ein ganz anderes, neues und absolut faszinierendes Gefühl gegenüber, das die meisten Menschen noch nie kennengelernt haben und das hier auch schwierig in Worte zu fassen ist. Es ist eine existenziell erlebbare Befreiung, wenn man sich vom Essen unabhängig gemacht hat, ein ganz neues Gefühl von Autonomie. Alleine die Zeit, die einem täglich mehr zur Verfügung steht, wenn man sich nicht ums Essen kümmern muss, ist erstaunlich. Kein Einkauf, keine Zubereitung, kein Essen, kein Aufräumen, kein Abwasch und vor allem keine Hetze, um das alles jeweils zur richtigen Zeit zu erledigen. Der ganze Tag bekommt plötzlich eine neue Struktur. „Ich stehe über der Sklaverei der Nahrungsaufnahme!" denkt sich das berauschte Gehirn, und es ist durchaus eine leicht größenwahnsinnige Komponente in diesem Gedanken. Dennoch ist es eine unvergessliche Erfahrung, die unter die Haut geht. Sie wirkt auch weit über die Fastenperiode hinaus, denn wer schon einmal eine oder zwei Wochen lang auf Nahrung verzichtet hat, der kann sich auch allen anderen Herausforderungen stellen, für den ist eigentlich nichts mehr unmöglich.

Auch die körperliche Veränderung wirkt sich auf die Psyche aus. Die ersten Tage sind zwar anstrengend, weil die Umstellung des Körpers von der externen Nahrungszufuhr auf die Selbstversorgung vor allem bei Fastenanfängern von Müdigkeit, Schwäche oder sogar Schmerzen begleitet werden kann. Doch einerseits ist die „inwendige Sauberkeit", also der geleerte Magen und der idealerweise mit klarem Wasser ausgespülte Darm, eine spezielle Erfahrung. Denn dieser Teil des Fastens ist tatsächlich *entgiftend*, weil die ganzen, teilweise toxischen Fäulnisstoffe aus dem Verdauungsapparat entfernt werden – wo sie, wohlgemerkt, auch hingehören und völlig unschädlich sind; es ist nur eine *Vorstellung* von Sauberkeit. Auf diesem Gedanken der *Reinigung* baut schließlich, wie wir bereits gesehen haben, die ganze Fastenideologie auf. Zum anderen ist der Gewichtsverlust in diesen ersten Tagen besonders drastisch, also etwa 2,5 bis 3,5 Kilogramm, weil zunächst viel Gewebswasser abgeht, der Körper also etwas austrocknet. Der Mechanismus dahinter ist aber nicht eine erhöhte Nierentätigkeit, wie lange vermutet wurde, sondern der komplette Abbau und Verbrauch der freien Kohlehydrate, die in Form von Glykogen in den Muskeln und in der Leber gespeichert sind. Je nach Größe und Muskelmasse enthält der Körper eines Erwachsenen 400 bis 600 Gramm Glykogen, das – und jetzt kommt's – die dreifache Menge an Wasser bindet. Wenn das gespeicherte Glykogen durch das Fasten also vollständig verbraucht ist, geht auch das gebundene Wasser ab und man nimmt in den ersten Tagen schnell 2 bis 3 Kilogramm ab. Das macht sich sofort bemerkbar in der Leichtigkeit der Bewegung. Es ist, als ob man plötzlich nicht mehr mit zwei Sack Kartoffeln oder einer mittelschweren Einkaufstüte rumlaufen würde. Diese angenehme Erfahrung ist bedeutsam für die Samurai-Diät, wo sie etwa doppelt so stark ausfällt und zu einem weiteren, neuen psychischen Effekt führt, den man *Selbstverstärkung* nennen kann. Diese Selbstverstärkung ist deshalb so wichtig, weil sie den Willen zum Durchhalten unterstützt. Denn man braucht – vor allem ganz am Anfang – schon die grimmige Entschlossenheit und Disziplin eines Samurai, um sich ohne Nahrungsaufnahme zum Laufen auf die Piste zu zwingen.

Das Prinzip des Fastens ist also, entkleidet vom ganzen esoterischen und naturheilkundlichen Klimbim, der kontrollierte Verzicht auf feste Nahrung bei gleichzeitigem Abschalten des Hungergefühls. Es ist ein genialer Trick, der nichts mit unseren steinzeitlichen Vorfahren oder der Natur als solcher zu tun hat. Das Fasten ist anerkanntermaßen kein geeignetes Mittel zum Abnehmen und stellt einen massiven Eingriff in den Stoffwechsel dar, der jedoch vielfach heilsame Wirkung entfalten kann. Außerdem ermöglicht es einzigartige psychische Erfahrungen, zum einen wegen der Ausschüttung körpereigener Drogen, zum anderen, weil das Fasten eine ganz neue und eigenartige Form von Autonomie erlebbar macht. Für die Samurai-Diät wollen wir hiervon nur das Beste übernehmen und alles Schädliche vermeiden.

Das Prinzip des Laufens

Das Laufen ist erst einmal, ganz im Gegensatz zum Fasten, Natur pur und die Fähigkeit dazu verdanken wir ausschließlich unseren hier schon öfter bemühten Vorfahren. Die evolutionär vorteilhafte Fähigkeit zum Ausdauerlaufen habe uns anatomisch erst zu dem Menschen gemacht, der wir heute sind, schrieben die amerikanischen Forscher Dennis Bramble und Daniel Liebermann von der Harvard University 2004 in einem bahnbrechenden Aufsatz im Wissenschaftsjournal *Nature*. Denn damit ist das Laufen nicht eine zufällige Erweiterung des aufrechten Gangs, den es schon fast drei Millionen Jahre früher gab, sondern eine völlig neue Eigenschaft, die uns erst als Hominide definiert und unseren Körperbau bis heute bestimmt.

Verglichen mit den meisten Säugetieren ist der moderne Mensch ein ausdauernder Läufer. Diese Fähigkeit entwickelten unsere Vorfahren vor etwa zwei Millionen Jahren, um Beutetiere in der Savanne so lange verfolgen zu können, bis diese vor Erschöpfung umfielen, wie wir bereits im Kapitel *Hungern, Laufen, Jagen und die Evolution* gesehen haben. Man könnte sagen, dass Hunger auf Fleisch den Menschen zum Läufer gemacht hat und er deshalb aus dem Wald in die Savanne gejoggt ist. Anhand von Fossilien untersuchten die Forscher, welche Entwicklungsschritte unsere Vorfahren absolvieren mussten, um über biologische Variation, Mutation und Selektion zu einem Körper zu kommen, der so laufen kann wie wir es kennen. Dazu gehörte die Entwicklung von langen, federartigen Sehnen, die besonders energiesparend arbeiten. Am wichtigsten war die Achilles-Sehne, die erst vor etwa drei Millionen Jahren aufgetreten ist. Lange Beine, die eine hohe Geschwindigkeit ermöglichen, haben sich spätestens mit dem Homo erectus vor 1,8 Millionen Jahren etabliert. Bis zum heutigen Menschen macht die Beinmuskulatur über ein Drittel des Körpergewichts aus. Die höhere Belastung von Knochen und Gelenken durch das Laufen wurde durch stabilere Gelenke abgefangen, die sich ebenfalls in der Gattung Homo erectus nachweisen lassen. Der Verlust der dichten Körperbehaarung hat schließlich ein Kühlsystem ermöglicht, das entscheidend für das Laufen über längere Strecken ist.

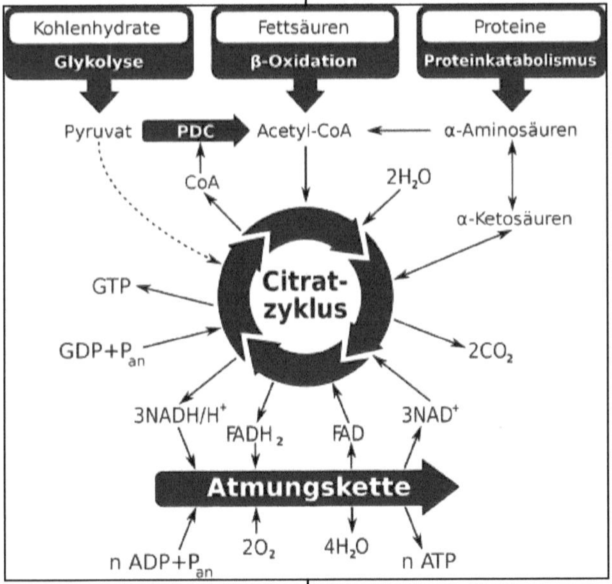

Das bedeutet auch, dass dieser Ausdauerlauf ein besonderer und wichtiger körperlicher Zustand ist, für den auch der restliche Organismus evolutionsbedingt gut, wenn nicht sogar optimal ausgelegt sein müsste, zumindest von den genetischen Anlagen her. Das ist auch der Fall. Der Citrat- oder Zitronensäurezyklus ist einer der wichtigsten Stoffwechselprozesse im Körper. Er verbindet die drei Energiequellen Kohlenhydrate, Fette und Proteine – wobei Proteine als Notreserven für den *Hungerstoffwechsel* dienen und nur bei Nulldiäten wie dem Fasten angegriffen werden – mit der Atmungskette.

Zur Verbrennung und Energiegewinnung aus diesen ganz unterschiedlichen Ausgangsmaterialien braucht der Stoffwechsel auf jeden Fall Sauerstoff, und zwar in unterschiedlichen Mengen. Am meisten Sauerstoff erfordert die Fettverbrennung.

Das kennt man im Ausdauersport, etwa beim Marathonlaufen. Während der ersten Kilometer werden vor allem Kohlenhydrate, aber parallel auch schon Fettsäuren metabolisiert. Deren Anteil nimmt immer weiter zu, je mehr die Kohlenhydrate zur Neige gehen. Etwa ab Streckenkilometer 30 kommt der berüchtigte *Mann mit dem Hammer*, auch *Hungerast* genannt. Zu diesem Zeitpunkt sind alle Kohlenhydratreserven erschöpft. Der Körper kann nur noch und ausschließlich durch den Abbau seiner Fettdepots angetrieben werden. Diese reine Fettverbrennung erfordert allerdings erheblich mehr Sauerstoff und ist deutlich langsamer, weil sie auch selbst mehr Energie erfordert. Es kommt zunächst zu einem drastischen Leistungsabfall, Anstieg der Atmungsfrequenz, Pulsrasen, Krämpfen und Schmerzen.

Doch auch hier unterstützt die biologische Konstitution des menschlichen Körpers das Laufen, denn es werden in großen Mengen Endorphine ausgeschüttet, die körpereigenen Opiate. Sie können, wenn der Läufer Glück hat, zu euphorischen Zuständen und zum *Runner's High* führen. Doch ihr eigentlicher Zweck ist die Betäubung der Schmerzen, die zum Abbruch des Laufs führen könnten. Es ist eine faszinierende Tatsache, dass das Gehirn sich selbst und den ganzen Körper unter Drogen setzt, damit die Muskulatur weiterarbeiten kann. Außerdem ist nachgewiesen worden, dass bestimmte Hirnareale wie der frontale Kortex, der für Planung und Problemlösungen zuständig ist, zugunsten des Bereichs für die Laufmotorik weitgehend inaktiv werden, wodurch – in Kombination mit dem willkommenen Endorphinrausch – ein meditativer Zustand entstehen kann, der *Flow* genannt wird, das totale Aufgehen im Laufen. Es scheint also Situationen zu geben, in denen das an sich *egoistische* Gehirn doch mitarbeitet, seinen eigenen Energiehunger zügelt und den Körper bei der Erledigung dieser als existentiell wichtige Aufgabe abgespeicherten Tätigkeit – die Jagd – unterstützt.

Dazu kommt eine weitere läuferfreundliche Eigenschaft des Organismus, diesmal aus dem Citratzyklus selbst. Denn es gibt keine körperliche Tätigkeit, bei der die Fettreserven schneller angezapft werden als beim Laufen. Das liegt wahrscheinlich an der Muskelmasse, die dafür gleichzeitig eingesetzt wird, um das gesamte Körpergewicht fortzubewegen. Es ist eine immer noch weit verbreitete Legende, dass die Fettverbrennung beim Laufen erst nach etwa 30 Minuten beginnt. Das ist falsch! Sie beginnt sofort – allerdings nur unter der Bedingung, dass man *langsam* läuft. Die Fettverbrennung ist also nicht abhängig von der Zeit, sondern von der Intensität des Laufs. Das ist auch wieder eine evolutionsbiologisch sinnvolle Einrichtung. Denn der Körper hält so bei der Treibjagd, die im Wesentlichen ein Dauerlauf ist, Reserven der schneller abbaubaren Kohlenhydrate zurück, damit der Jäger oder die Jägerin auch noch sprinten kann, wenn es erforderlich ist. Das beste Ausdauertraining ist daher der Intervalllauf, bei dem man in Abständen immer wieder kurze Strecken sprintet.

Zudem kann der Fettstoffwechsel selbst enorm gesteigert werden. Je länger man das langsame Laufen trainiert, desto effizienter wird der Zugriff auf die Fettreserven. Die deutsche Läuferlegende Herbert Steffny schreibt dazu: „Die fettverbrennenden Enzyme in den Mitochondrien (Kraftwerke der Zellen) können bis zum Dreifachen vermehrt werden."

Es sollte nun nicht mehr überraschen, dass durch das Laufen auch die Produktion der lebenswichtigen Myokine, die Bausteine für den gesamten Stoffwechsel und das Gehirn liefern, in den Muskeln auf ein Maximum angehoben wird. Wenn man das alles zusammennimmt, dann ist das Laufen als Bewegungsform, auf das der menschliche Körper optimiert ist, wahrscheinlich die beste Medizin, die es gibt. Auch diese Eigenschaft wollen wir im Rahmen der Samurai-Diät nutzen, und zwar um mit dem Laufen die schädlichen Auswirkungen des Fastens abzuwehren. Deshalb ist für unsere Zwecke das Prinzip des Laufens die Optimierung des Fettabbaus bei gleichzeitiger Leistungssteigerung. Wir spielen hier also die hervorragende Anlage der menschlichen Läufernatur gegen die Folgeschäden des künstlichen Hungerns aus. Wir werden gleich sehen, wie daraus keine einfache Aufhebung von Gegensätzen, sondern auf wundersame Weise ein gesamtverstärkendes Zusammenwirken entsteht, das wirklich den aristotelischen Titel der *Synergie* verdient.

Das Prinzip der Samurai-Diät

Wir wissen nicht, wie der Samurai Matsumoto es geschafft hat, sich innerhalb von drei Wochen von einem fetten, verfressenen und zechenden Lebemann in einen gefürchteten Krieger zu verwandeln. Darüber berichtet die alte japanische Legende nichts. Nur, dass er in die Berge verschwunden ist. Wir können aber zunächst einmal sagen, wie es auf keinen Fall gewesen sein kann: Er hat sicher *nicht* gefastet, wie man das bei uns praktiziert, und er hat *keine* Diät im herkömmlichen Sinne gemacht. Keiner dieser beiden Wege führt in so kurzer Zeit zu einem massiven Gewichtsverlust und zugleich zu einer Stärkung der gesamten Physis.

Letzteres ist eigentlich die erstaunlichste Entdeckung bei der Samurai-Diät und noch viel verblüffender als der Gewichtsverlust. Die Tatsache, dass für den **Muskelaufbau keinerlei Aminosäuren oder Proteine erforderlich sind, die über die Nahrung zugeführt werden**, widerspricht der gesamten bisherigen Lehre in der Biochemie und Stoffwechselforschung. Dort wird immer noch angenommen, dass nur externe Aminosäuren den Baustoff für Muskeln liefern können. Viele Forscher gehen noch weiter und meinen, dass die Zufuhr von Aminosäuren sogar für den reinen *Erhalt* von Muskelgewebe erforderlich ist. Besonders wirksam sind dabei Proteine, die bei der Verdauung erst in ihre Aminosäure-Bausteine zerlegt werden müssen, um über den Darm in den Blutkreislauf zu gelangen. Forscher geben dafür einen

Mindestbedarf von 0,45 Gramm pro Kilogramm Körpergewicht und Tag an, das heißt bei 70 Kilogramm Körpergewicht braucht ein Mensch mindestens 31 Gramm Proteine pro Tag. Aus den zugeführten und selbst hergestellten Aminosäuren kann der Stoffwechsel alle lebensnotwendigen Proteine synthetisieren. Es werden also erst Proteine über die Nahrung zugeführt, im Verdauungsprozess in ihre Aminosäuren-Bestandteile zerlegt, und im Organismus an der jeweiligen Stelle wieder zu den Proteinen zusammengesetzt, die dort gebraucht werden. Besonders wichtig sind in diesem Prozess die 8 der insgesamt 22 Aminosäuren, die der menschliche Körper nicht selbst produzieren kann. Sie heißen *essentielle* oder *exogene* Aminosäuren. Wenn sie nicht einzeln, zum Beispiel in Pflanzen, oder als Bausteine in den Proteinen der zugeführten Nahrung enthalten sind, so die bisherige Lehre, dann kann der Körper nicht überleben. Nun bedeutet die Samurai-Diät, genau wie das Fasten, den vollständigen Entzug von Nahrung, abgesehen von Mineralien und kleinen Mengen an Kohlenhydraten in den Säften und Suppen. Dennoch wird die Körpermuskulatur in dieser Zeit nicht nur erhalten, sondern gestärkt und aufgebaut – was nur über Proteinsynthese in den Muskeln geschehen kann. Prof. Robert R. Wolfe, weltweit anerkannter Experte für Proteine und Muskelstoffwechsel an der Texas University, fasst den Forschungsstand zusammen: „Wenn die Aminosäurezufuhr [durch Nahrungsaufnahme] während oder nach dem Sport unter einen bestimmten Wert fällt, wird die Eiweißsynthese in den Muskeln gestoppt." Das bedeutet, während des Fastens, also bei einer Nulldiät, müsste die stoffliche Möglichkeit von Muskelaufbau spätestens nach zwei Tagen erschöpft sein, denn es wird gar keine Nahrung mehr aufgenommen. Die Samurai-Diät liefert dagegen den Beweis, dass zum Muskelaufbau bei Nahrungsentzug extrem effizient Körperfett metabolisiert werden kann. Ich weiß ehrlich gesagt noch nicht, wie und warum das funktioniert, denn es widerspricht allen Aussagen von Fachleuten. Jeder Bodybuilder weiß, dass er Unmengen an Proteinen in sich hineinschaufeln muss, um das Volumen und die Leistungsfähigkeit seiner Muskeln zu vergrößern. Die genaue Erklärung dieser *anabolen* Wirkung ohne jegliche Proteinzufuhr während der Samurai-Diät müssen wir der Wissenschaft überlassen. Aber eins ist klar: Es gibt eine **‚zweite Brücke' zwischen Fett und Muskeln**, die *nicht* aus Proteinen und Aminosäuren besteht, die mit der Nahrung aufgenommenen werden. Wenn diese Hypothese auch wissenschaftlich bestätigt werden könnte, dann wäre das eine große Entdeckung und eine Sensation.

Jetzt ist es langsam an der Zeit, die wahre Quelle meiner Idee für die Samurai-Diät oder wenigstens für meinen ersten, eingangs beschriebenen Selbstversuch offenzulegen. Als ich 1990 das erste Mal zusammen mit meiner Freundin fastete, lasen wir zusammen *Wie neugeboren durch Fasten*, den Klassiker des großen Fastenexperten Hellmut Lützner (Gräfe und Unzer, 2010). Dieses Buch wurde

1976 erstmals aufgelegt und inzwischen weit über 2 Millionen Mal verkauft. Darin erzählt der Autor eine kleine Geschichte, die mich fasziniert und nicht mehr losgelassen hat.

„Es ist sogar möglich, tage- und wochenlang ohne Nahrung zu leben und dabei erstaunliche Leistungen zu erbringen. Der schwedische Arzt Otto Karl Aly berichtet über den großen Fastenmarsch von 20 Schweden, die davon überzeugt waren, ***dass der Mensch aus seinen körpereigenen Depots nicht nur Leben, sondern auch Leistungen vollbringen kann****. Die Männer marschierten von Göteborg nach Stockholm – 500 Kilometer in 10 Tagen, also 50 Kilometer täglich –, ohne feste Nahrung zu sich zu nehmen. Jeder von ihnen brauchte am Tag nicht mehr als etwas Obstsaft und drei Liter Wasser. Dr. Aly berichtet, dass die Männer trotz ihres Gewichtsverlusts von fünf bis sieben Kilogramm prächtig aussahen, bester Laune waren und keineswegs erschöpft schienen.* ***Im Gegenteil: Sie kamen sogar mit einem Zuwachs an Kraft und Ausdauer in Stockholm an****."*

An diese Passage dachte ich nämlich, als ich zehn Jahre später in Berlin-Mitte vor dem Schaufenster einer Buchhandlung stand und Joschka Fischers *Der lange Weg zu mir selbst* sah. In dem Moment hatte ich eine erste vage Ahnung, dass Laufen – statt Wandern – und Fasten besser zusammenpassen könnten, als man es bis dahin angenommen hatte. Vier Wochen später war es das sichere Gefühl, eine Entdeckung gemacht zu haben. Erst heute, noch einmal über zehn Jahre später, fange ich an zu begreifen, *was* ich da entdeckt habe.

Doch kommen wir zurück zum Fettabbau, denn der ist für uns schließlich die Hauptsache. Wir haben gesehen, dass der Körper evolutionär darauf eingestellt ist, mit den Fettreserven äußerst sparsam umzugehen und sie für den Energieverbrauch erst als Letztes anzuzapfen. Zudem erfordert die Energiegewinnung aus Fett selbst mehr Energie als bei Kohlenhydraten und Proteinen, weshalb der Körper beim Fasten erstaunlicherweise zunächst lieber seine eigenen Muskeln *auffrisst*. Ein Kilogramm Körperfett hat einen Brennwert von 7000 Kalorien. Damit kommt man im Alltag schon ziemlich weit, besonders mit zunehmendem Alter.

Durchschnittlicher Kalorienverbrauch

Alter	**Frauen**	**Männer**
15-19	2.400	3.000
20-25	2.200	2.600
26-50	2.000	2.400
51-65	1.800	2.200
65+	1.700	1.900

Wer also ein halbes Kilogramm pro Tag an Körperfett verlieren will, braucht eine *Unterbilanz* von 3500 Kalorien, und zwar unabhängig von Alter, Größe und Gewicht. Denn der Brennwert von Fett ist für alle der Gleiche. Um nur diese Unterbilanz, das heißt die Differenz von zugeführten und verbrauchten Kalorien herzustellen, eignet sich scheinbar nichts besser als das Fasten, denn die Zufuhr ist knapp über null. Jede verbrauchte Kalorie verstärkt die Unterbilanz. Doch wir wollen nicht in die klassische Diät- und Fastenfalle tappen, den Grundumsatz des Körpers im heraufziehenden Hungerstoffwechsel drastisch senken und dann auch noch unsere Muskeln oder andere Proteine im Körper verheizen, sondern *nur* das Fett loswerden. Dazu muss das Fasten in wesentlichen Punkten modifiziert werden. Anders als bei den herkömmlichen Fastenanleitungen, die viel Ruhe und Besinnung verordnen, wird hier der Stoffwechsel nicht auf ein niedriges Niveau gefahren, sondern genau das Gegenteil passiert: Die Fastenzeit wird zum **Kreislauf- und Stoffwechselmarathon** umgebaut. Das beginnt damit, dass die Samurai-Diät nicht wie das Fasten am ersten Tag mit einer Ruhephase beginnt, weil man sich schwach fühlt und auch Schwindelanfälle bekommen kann, sondern mit einem **mindestens einstündigen Dauerlauf** und dem Beginn eines intensiven Gymnastik- und Kraftprogramms von mindestens einer halben Stunde. Körper und Hirn wollen das partout nicht, doch man muss sich dazu zwingen – und das geht! Paradoxerweise macht dieser radikale Einstieg das Fasten wesentlich erträglicher, denn es beschleunigt die Umstellung des Körpers von Nahrungs- auf Innen- bzw. Fettversorgung. Das dauert beim normalen Fasten drei bis fünf Tage, bei der Samurai-Diät können schon zwei Tage reichen. Dann ist man drinnen im Zyklus, der Hunger ist weg und die Energie, die sonst von der Verdauung verbraucht wird, steht dem Organismus zur freien Verfügung. Ich gehe auf diese einzelnen Schritte im Kapitel *Techniken der Samurai-Diät* genauer ein.

Der Gewichtsverlust durch den rasanten Fettabbau sowie die Stimulation der Muskulatur durch Laufen und Gymnastik lösen auch zwei weitere Effekte aus, nämlich die Stärkung des Ausdauervermögens und die Flexibilität. Es gibt keinen besseren Zeitpunkt als das Fasten und die Samurai-Diät, um die Elastizität der Sehnen, Bänder, Muskeln und Gelenke zu trainieren. Dieser Aspekt darf nicht unterschätzt werden, denn die neue Bewegungs*freude*, die nach der Samurai-Diät helfen soll, den *Angriff der Jo-Jo-Ninjas* abzuwehren, setzt natürlich ein gewisses Bewegungs*können* voraus. Elastizität und Koordinationsvermögen spielen dabei eine große Rolle, denn wenn im Bewegungsapparat keine Spielräume angelegt sind, dann verhindern kurze Bänder und ungeübte Gelenke viele Bewegungen und vor allem die Freude an der Bewegung insgesamt. Am Ende der Samurai-Diät komme ich jedes Mal wieder in den Spagat. Es ist zwar noch nicht der wirklich schwierige Herrenspagat, bei dem beide Beine seitwärts von der Hüfte abgewinkelt werden, sondern der Damenspagat mit einem Bein nach vorne und einem nach hinten gestreckt. Aber immerhin! Mit ein paar Kilo weniger Körpergewicht, die schnell verloren sind, ist man jedenfalls viel besser motiviert und gerüstet für regelmäßiges Training von Schwimmen, Radfahren,

Gymnastik und Laufen. Das passiert schon während der Samurai-Diät und noch viel mehr danach. Wenn man sie geschafft hat, dann fühlt man sich wie ein Samurai: konzentriert, klar, entschlossen, kräftig, federnd, leicht und gelenkig. So haben Sie Ihren Körper und sein Zusammenspiel mit dem ebenso erfrischten Geist noch nie erlebt.

Doch der Weg dahin ist kein Spaziergang. Erst müssen sich der faule Körper und das egoistische Gehirn dem Geist unterwerfen. Nur mit einem starken Samurai-Willen können wir den Körper und das Gehirn zu einer neuen Form von Zusammenarbeit zwingen. Das Gehirn stellt seinen Glukose-Terror ein, dafür bekommt es zu seiner Regeneration großzügig BDNF aus der reichen Myokin-Produktion der bewegten Muskeln. Das ist der *Deal*. In der Samurai-Diät verhindert das Laufen und die intensive Muskelbeanspruchung die nachteiligen Folgen des Hungerstoffwechsels beim Fasten.

Die körpereigenen Drogen spielen hier eine große und hilfreiche Rolle, denn der Körper schüttet beim Laufen massenhaft Endorphine aus, die bei der Samurai-Diät zu den Opiaten hinzukommen, welche schon alleine durch das Fasten aktiviert werden. Nach vier bis fünf Tagen stellt sich eine euphorische Grundstimmung ein, die sich in manchen Momenten zu einer regelrechten Ekstase hochschaukeln kann. Das liegt dann nicht mehr nur an der veränderten Körperchemie, sondern zusätzlich am psychischen und ganz bewussten Erleben des schnellen Gewichtsverlusts, der sichtbaren Veränderung des Körpers und des ersten Sieges über die Diktatur des Appetits, die Ihr ganzes Leben bis zu diesem Zeitpunkt bestimmt hat. Dabei kann man sogar richtig überschnappen, denn dieser Zustand hat, wie bereits erwähnt, leicht größenwahnsinnige Züge. Die sind aber harmlos. Deshalb: Genießen Sie es!

Es gibt eine weitere, ebenfalls noch rein hypothetische Annahme, dass nämlich die Samurai-Diät Allergien nachhaltig reduzieren kann. Ich habe das mit einer starken Pollenallergie erlebt, die ein großes Spektrum bei hoher Intensität hatte und bis zu asthmatischen Anfällen reichte. Sie ist jedoch genau in der Zeit verschwunden, in der ich mit der Samurai-Diät angefangen habe. Es ist bekannt, dass besonders Pollenallergien mit zunehmendem Alter verschwinden können, doch es gibt noch keine Erklärungen dafür. Deshalb überlassen wir auch hier das Feld erst einmal der Wissenschaft.

Fassen wir zusammen: Die Samurai-Diät baut erstmals eine direkte Stoffwechselbrücke zwischen Fettabbau, Muskelaufbau und Ausdauersteigerung ohne Zuführung von Nahrung. Sie bedient sich dazu des technischen Prinzips des Fastens, nämlich der Ausschaltung des Hungergefühls bei Nahrungsentzug, und verbindet es mit dem Prinzip des Laufens als Optimierung des Fettabbaus bei gleichzeitiger Leistungssteigerung. Dieser Prozess löst nicht nur die Ausschüttung einer großen Menge körpereigner Endorphine und Opiate aus, um den Zustand erträglich zu machen, sondern das Gehirn wird von den Muskeln für sein Stillhalten auch noch mit *Nervennahrung* belohnt, dem Neurotrophin BDNF.

Damit kommen wir zu drei gleichwertigen Formulierungen des Prinzips der Samurai-Diät, die sich nur in zunehmender Tiefenschärfe, Detailfreude und Wissenschaftlichkeit unterscheiden und, wie mein Vater gerne sagte, immer mehr „elektrische Worte" beinhalten:

1. Fasten, Laufen und Gymnastik, dabei viel trinken, denn das Geheimnis der Samurai-Diät lautet: *Solange der Körper läuft, verhungert er nicht!*
2. Die ausdauernde Belastung der Skelettmuskulatur während des kontrollierten Nahrungsentzugs setzt drei Prozesse in Gang, die sich wechselseitig unterstützten und verstärken: *Körperfettverbrennung* + *Muskelaufbau* + *Stimulation aller Organe*, einschließlich des Gehirns.
3. Während des kontrollierten Nahrungsentzugs wird durch ständig wiederholte Muskelkontraktion und -relaxation gleichzeitig *ausschließlich* Körperfett zu Kraft, Wärme und neuer Muskulatur metabolisiert, die Produktion von Myokinen angeregt und das Gehirn mit dem speziellen Neurotrophin BDNF versorgt, wodurch das gesamte Stoffwechselsystem innerhalb kürzester Zeit – ein bis zwei Wochen – umgebaut und auf ein neues Energie-, Funktions- und Effizienzniveau gehoben wird.

Das bedeutet auch, dass Sie nach der Samurai-Diät sprichwörtlich *ein neuer Mensch* sind. Nach zwei Wochen unter diesem harten Regiment haben Sie nicht nur ein völlig neues Körper*gefühl*, sondern ganz materiell einen *neuen Körper*, der Ihrem siegreich aus dem Kampf hervorgegangenen und gestärkten Geist gerne zu Diensten ist. Und das Schönste ist, dass beide, Körper und Geist, sich an diesen Triumph erinnern werden, wenn wieder ein Drachen zu töten ist oder irgendeine Pflicht sie ruft, die eine Samurai-Diät erforderlich macht. In der Zwischenzeit sind Sie ein freier Mensch, genießen alle Annehmlichkeiten des Lebens und können Ihre armen Zeitgenossen nur bedauern, die sich mit den ewigselben nutzlosen Diäten quälen.

Ein hedonistisches Manifest

Hedonisten aller Welt, vereinigt euch gegen den Diätwahn!

Es gibt zahllose betuliche Diät- und Fastenbücher mit schönen Bildern und Wohlfühlgarantie – zumindest beim Lesen. Sie versprechen Ihnen, *mühelos* die Pfunde zu verlieren, die Sie in Ihrer Karriere als hemmungsloser Genießer gesammelt haben wie früher Rabattmarken beim Einkaufen. Doch das ist eine mutwillige Täuschung, ein Trick, eine Lüge. In Wirklichkeit wollen diese Diäten, deren Wirkungslosigkeit durch unzählige persönliche Erfahrungen und inzwischen, wie wir gesehen haben, auch durch die Wissenschaft gut belegt ist, Ihr Leben verändern, indem sie es zur *Dauerdiät* erklären. Es bleibt ihnen auch gar nichts anderes übrig, um die programmierten Misserfolge zu verschleiern. Dazu sollen Sie, je nach Lehrmeinung, in einen fett-, kalorien-, glyx- oder kohlenhydratfixierten Kontrollfreak verwandelt werden. Dabei wird Ihnen noch eingeredet, das sei „gesundheitsbewusster" oder „erfüllter" als Ihr bisheriges Leben.

Eine bemerkenswerte Ausnahme hierzu ist das *Forever Young*-Programm des inzwischen etwas vernachlässigten Medienlieblings Ulrich Strunz, der Ihnen außer seinen ganzen Spezialpülverchen zu Goldpreisen auch gerne noch eine gehörige Portion Geld- und Karrieregeilheit andrehen würde. Ich will gar nichts gegen seine Ausführungen zum Laufen sagen, denn die sind facettenreich, bunt, spannend, wissenschaftlich fundiert und hochmotivierend geschrieben. Er ist jedoch ein Paradebeispiel für diese grassierende Gesundheitspropaganda, mit der die Diätindustrie die Herrschaft über unser aller Leben an sich reißen will. Da werden alle kulinarischen Genüsse, die nicht der Körperoptimierung dienen, als gesundheitsschädlich verteufelt. Strunz berichtet selbst, wie er in den 1980ern noch „mit dem Fressführer unter dem Arm durch ganz Europa gerast" ist und sich einen Ruf als Kenner von Gänsestopfleber und Sauternes-Weinen gemacht hat. Damit ist es natürlich vorbei, seit er den *Forever Young*-Kult gegründet hat. Von da an gab es nur noch Äpfel, Müsli, Salate und Proteine in Reinform. Ehrlich gesagt, mir war der alte Genießer Strunz viel sympathischer als die Fitness-Karikatur mit Ironman-Fimmel, die er inzwischen aus sich gemacht hat. In seinen neuesten Büchern, einigen Fotos von ihm und in seinen Auftritten als Lauf- und Diät-Motivationstrainer lässt sich ein Anflug von Wahnsinn kaum noch verleugnen.

Dagegen wollen wir hier endlich mal wieder die Fahne für das schöne Leben und seine sinnlichen Genüsse hochheben. Denn der ernährungsbezogene Selbstoptimierungswahn hat bereits einen enormen Flurschaden in unserer Kultur hinterlassen. Das Paradoxe ist auch, dass davon tatsächlich noch *niemand* gesünder und die wenigsten schlanker geworden sind.

Nur das Gegenteil ist eingetreten und die Zahl der Essgestörten nimmt weiter dramatisch zu. Dabei sollten und könnten die Versprechungen der Diät-Industrie eigentlich längst als manifeste Lügen disqualifiziert sein. Doch der Laden brummt wie nie zuvor. Alleine in Europa handelt es sich um ein Marktvolumen, das bereits die 100-Milliarden-Euro-Latte übersprungen haben dürfte, wenn man den Schätzungen des Lebensmittelexperten Udo Pollmer folgt. Pro Jahr! Das ist etwa so viel, wie für den Aufbau der Internationalen Raumstation ISS seit dem Ende des Kalten Krieges insgesamt ausgegeben wurde. Oder das Zehnfache der Investitionen, die bis heute weltweit in die Erforschung des Menschheitstraums der sauberen Kernfusion geflossen sind. Und das alles nur für ein einziges Gefühl: Angst vor Übergewicht. Die Samurai-Diät soll nicht eine weitere Facette in diesem Verblendungszusammenhang sein. Deshalb werde ich sie mit einem hedonistischen Manifest verbinden, das nicht nur das sinnliche Leben feiert, sondern auch mehr Wahrheitsliebe bei den eigenen Motiven zur Einhaltung einer Diät fordert.

Hedonismus kommt vom griechischen *hedone*, das heißt Freude, Lustgefühl und Genuss. Der Hedonismus ist eine Form der Glücksethik: Lust, Vergnügen und Glück sind das einzig Gute, Schmerz und Unlust sind das Böse. Die geistige Lust, nämlich das Verstehen, die Einsicht und die Liebe, steht höher als die körperliche Lust. So sahen es zumindest die Philosophen Epikur, Jeremy Bentham und John Stuart Mill. Seit der Antike war der Hedonismus regelmäßig dem Vorwurf ausgesetzt, nur eine Lustmaximierung zu predigen, welche doch schon von Natur aus im Menschen angelegt ist. Das ist nicht ganz fair, denn beim Hedonismus handelt es sich eher um eine Disziplin, mit der die natürliche Verfressenheit, das sexuelle Begehren und die Lust gesteigert – und das bedeutet immer: verfeinert, vergeistigt und vor allem verlängert werden sollen. Das Ideal des Hedonismus ist die Seelenruhe und die Kunst, das Leben so freud- und lustvoll wie möglich zu gestalten, denn wir haben nur dieses eine. Epikur (340-270 v. Chr.), der Begründer des Hedonismus, versammelte seine Schüler über drei Jahrzehnte lang in seinem athenischen Garten, an dessen Eingang in Stein gemeißelt die Worte standen: „Tritt ein, Fremder! Ein freundlicher Gastgeber empfängt dich mit Brot und Wasser im Überfluss, denn hier werden deine Begierden nicht gereizt, sondern gestillt." Die Symposien waren nicht annähernd so ausschweifend wie die anderer berühmter Philosophen in Athen. Epikur schaffte damit eine kleine Sozialutopie, denn in diesem Garten und in seiner Schule waren auch Ehepaare, Hetären und sogar Sklaven zugelassen, was für die Athener ein Skandal war. Die Freundschaft war einer der zentralen Werte der *hedone*, und die sollte nicht durch Standes- und Geschlechterdünkel beschränkt werden. Epikurs Garten existierte als Institution nach seinem Tod noch weitere vierhundert Jahre. „Schlimm ist der Zwang", lehrte der Philosoph, „doch es gibt keinen Zwang, unter Zwang zu leben."

Deshalb soll es in der Samurai-Diät nicht darum gehen, Ihnen die schönen Dinge des Lebens zu verbieten. Sie werden nicht dazu aufgefordert, Ihren Alltag umzukrempeln und sich ständig zu kontrollieren. Es wird nicht einmal im Ansatz so etwas wie eine *Ernährungsumstellung* geben, wie es im Diät-Beamtendeutsch heißt. Sie sollen vielmehr die wahren Genüsse wiederentdecken, mit Lust leben und essen und vor allem das schlechte Gewissen loswerden, diese eiserne Kette, an die eine ins Gigantische gewachsene Diätindustrie uns legen will. Wer Gänsestopfleber liebt – so wie Dr. Strunz, bevor er zum durchgeknallten Fitness-Wanderprediger wurde –, der soll seiner Liebe/ Leber gefälligst treu bleiben!

Deshalb sind zunächst drei grundlegende Fragen zu klären: Was ist eigentlich Übergewicht? Was Gesundheit? Und wie geht der Hedonist mit beidem um? Schon die erste Frage ist gar nicht so einfach zu beantworten. Friedrich Schorb ist der Sache mit analytischem Verstand auf den Grund gegangen und hat die Ergebnisse in *Dick, doof und arm. Die Lüge vom Übergewicht und wer von ihr profitiert* (Droemer, 2009) zu einem viel beachteten Buch zusammengefasst. Es ist eine Geschichte von propagandistischem Lug und statistischem Trug, eine Art Verschwörung, in der die relativ kleine Zahl krankhaft übergewichtiger Menschen als Schreckensbilder und verantwortungslose soziale Kostenfaktoren für die Masse an leicht Übergewichtigen hingestellt werden. Um dieses Potential an Käufern von unsinnigen Diätprodukten voll auszuschöpfen, wurden die Kriterien für das Übergewicht während der letzten Jahre im internationalen Maßstab drastisch gesenkt. Mit Blick auf den Body-Mass-Index stellte Schorb in einem Interview fest: „Die Pharmaindustrie hat Lobbyarbeit betrieben und es geschafft, dass die Grenzwerte für Übergewicht so massiv gesenkt wurden, dass eine richtige Phobie entstanden ist. Auch die Weltgesundheitsorganisation hat die Panik verstärkt, indem sie die BMI-Werte 1997 weltweit verbindlich festschrieb – ein unsinniges, in Stein gemeißeltes Gebot, das keinerlei medizinische Rechtfertigung hat." (Quelle: SPIEGEL, 8.10.2009)

Die Stigmatisierung des Übergewichts, es sei ungesund, armutsfördernd und teuer für die Krankenkassen, ist nicht nur eine maßlose Übertreibung, sondern ein Riesengeschäft für die Diät-Industrie. In diese Kerbe hatte zuvor schon der Lebensmittelchemiker und beinharte Branchenkritiker Udo Pollmer geschlagen, indem er dem diätverrückten Publikum zurief *Esst endlich normal! Das Anti-Diät-Buch* (Piper, 2007). Inzwischen würde die Hälfte aller Frauen und ein Viertel der Männer nicht mehr normal essen. Besonders gravierend sei der Einfluss des Diätwahns auf Kinder, deren Ernährungsmuster durch den Schlankheitswahn und das schlechte Vorbild ihrer diätsüchtigen Eltern für ihr ganzes Leben lang gestört sind. Da gibt es tatsächlich „Ernährungsberater", die in die siebten oder achten Klassen von Schulen gehen und die pubertierenden Schüler mit Horrorvisionen von Übergewicht und Fettleibigkeit schockieren. Dazu fabulieren sie von der unsinnigen, schon lange widerlegten Rohkostlegende, als ob wir Kaninchenmägen hätten. Einem japanischen Freund, der auf einem Bauernhof aufgewachsen ist, erzählte ich von dem deutschen Hype um rohes Gemüse und den ganzen Vegetarismus. Der berichtete dann von seiner Großmutter, die ihn immer wieder ermahnt hatte, sich nach dem Anfassen von Gemüse unbedingt die Hände zu waschen und vor allem nichts roh zu essen. Die Japaner müssen es wissen, denn sie sind das gesündeste und langlebigste Volk auf unserem Planeten. In Japan wird praktisch nichts roh gegessen. Außer Fisch. Ein anderer, deutscher Freund witzelte einmal, dass sich die Vegetarier und Rohkostgläubigen hierzulande – für den brillanten Polemiker Pollmer übrigens alle verdrängte Anorektiker – an den unverarbeiteten Naturprodukten über Sporen, Pilze, Keime und Säuren erst ihre Allergien und Verdauungsstörungen holen, die sie dann vom Naturheilpraktiker – oder schlimmer noch: Homöopathen – mit so esoterischen wie wirkungslosen Methoden und Medikamenten behandeln lassen. Da ist was dran. Es ist eine Art spezifischer „Öko-Essstörung", die eine ganze Öko-Heilindustrie ins Brot setzt.

Pollmer unterstreicht auch die statistisch nachgewiesene Wirkungslosigkeit aller bisherigen Schlankheitskuren, was sich inzwischen, wie wir bereits gesehen haben, mit den neuesten Ergebnissen der Stoffwechselforschung deckt, die erstmals erklären kann, *warum* herkömmliche Diäten nicht funktionieren. Die ganze Übergewichts-Propaganda wurde vor allem dazu aus der Taufe gehoben, um die nutzlosen bis schädlichen Produkte einer riesigen, Politik und Wissenschaft manipulierenden Diätindustrie besser zu verkaufen. Die Medien haben dabei einen willkommenen Verstärker der Botschaft gespielt, weil sie sich ihre Meldungen brav von der Industrie – die schließlich massiv teure Anzeigen- und Fernsehwerbung schaltet – und den bereits auf Linie gebrachten Behörden und Instituten diktieren lassen. Die Boulevardpresse hat sich dabei zur regelrechten Diät-Schleuder entwickelt, die Woche für Woche und Monat für Monat neue, immer exotischere und absurdere Diäten auf ihr Lesepublikum loslässt.

Die einzige belegte Tatsache ist dagegen, dass Übergewichtige länger leben, stärker belastbar und leistungsfähiger sind als Menschen mit einem Idealgewicht nach der BMI-Ideologie. **Übergewicht ist prinzipiell gesund**, jedenfalls gesünder als Untergewicht und die permanente Misshandlung von Körper und Geist mit Diäten. Solange

- Rücken oder Knie nicht schmerzen,
- Sie gut schlafen und sich tagsüber aktiv fühlen,
- keine kalten Schweißausbrüche bekommen,
- nicht kurzatmig sind oder es allmählich werden,
- Ihr Blutdruck und Blutzucker im Normalbereich liegen,

solange ist Ihr Körpergewicht sicher kein gesundheitliches Problem – egal, was die Waage oder der sinnlose Body-Mass-Index sagen. Keine Diät wird Sie gesünder machen als Sie schon sind.

Wie Sie vielleicht bemerkt haben, enthalten die genannten Kriterien, auf die Sie im Zusammenhang mit ihrem Gewicht achten sollten, nicht den allgegenwärtigen Cholesterinspiegel. Der Grund liegt ganz einfach darin, dass es bis heute keinen belastbaren Nachweis für einen Zusammenhang von Übergewicht und hohem Cholesterinspiegel einerseits und Herz-Kreislauferkrankungen, Arteriosklerose, Schlaganfall oder Krebs andererseits gibt. Im Gegenteil. Alle Studien, die seit den 1950er Jahren zu solchen Ergebnissen kamen und fast ausschließlich von der Pharmaindustrie finanziert wurden, um ihren inzwischen auf über 30 Milliarden US-Dollar angewachsenen Markt für cholesterinsenkende Medikamente profitabel zu entwickeln, sind inzwischen nachhaltig diskreditiert. Sicher ist nur, dass ein Cholesterin*mangel*, der systematischer Bestandteil, wenn nicht sogar das Ziel vieler Diäten ist, schwere gesundheitliche Schäden zur Folge haben kann wie Schlaganfälle oder Gehirnschäden bei den Embryos schwangerer Frauen. Der Cholesterinspiegel oder Blutfettwert wird allerdings nur zu einem kleinen Teil von der Nahrungsaufnahme beeinflusst, da der Körper das Cholesterin, das ins Blut gelangt, selbst herstellt. Man *vermutet* heutzutage, dass nur 10 bis 15% des Cholesterinwertes im Blut auf die Nahrung zurückgeht. Interessanterweise wusste das schon der amerikanische Ozeanograph, Biologe und Physiologe Ancel Keys, der 1952 als erster auf die gesundheitliche Bedeutung des Cholesterins für Herzkreislauferkrankungen aufmerksam gemacht und zehn Jahre später die Grundlagen für die *Kreta-* oder *Mittelmeer-Diät* entwickelt hatte. In einem Interview von 1997 stellte er fest: „Es gibt absolut keine Verbindung zwischen Cholesterin im Essen und Cholesterin im Blut. Keine. Und das haben wir schon immer gewusst." Deshalb sind auch alle cholesterinreduzierten Diäten und Nahrungsmittel nur ein großer Marketinggag und bestenfalls wirkungslos. Das wichtigste Buch zu diesem Thema ist *Mythos Cholesterin* von dem dänischen Arzt und unabhängigen Stoffwechselexperten Uffe Ravenskov, das er 2008 zusammen mit dem umtriebigen Udo Pollmer veröffentlicht hat. Die Autoren zeigen, dass nicht nur die Studien von Ancel Keys so unhaltbar sind wie alle folgenden, die erhöhte Cholesterinwerte als große Gesundheitsgefährdung darstellen, sondern dass auch an der Kreta-Diät nicht einmal annähernd so viel wahr ist wie am Mythos des Minotaurus. Was ist nun die Lehre daraus für den guten Hedonisten? Vergessen Sie das Cholesterin einfach, denn es hat nichts mit Ihrer Gesundheit und noch weniger mit Ihrem Gewicht zu tun. Lächeln Sie milde und wissend, wenn Sie in den Regalen der Supermärkte vor angeblich cholesterinsenkenden Produkten zum doppelten Preis der herkömmlichen Ausführung stehen und gehen Sie glücklich weiter.

Übergewicht ist also eher selten ein Gesundheitsrisiko, und wenn es eins werden sollte, dann spüren Sie es deutlich. Natürlich kann man sich immer *noch* besser, *noch* stärker, leichter und schneller fühlen mit weniger Körpergewicht, aber das ist ein *ästhetisches* Erlebnis und keine *gesundheitliche* Verbesserung. Ästhetisch ist es nicht nur, weil Sie dadurch eine angenehmere innere Körperwahrnehmung haben, sondern weil Sie sich immer auch von außen betrachten, durch die Augen der Anderen. Sich hier den eigenen Wüschen und Idealen anzunähern, selbstbewusster, aktiver und attraktiver sein zu wollen – das alles ist völlig legitim. Sie sollten sich aber nicht einreden lassen, dass es sie *gesünder* macht. Ich habe mich, seit ich vor über zehn Jahren wegen meiner Rückenschmerzen die Samurai-Diät entwickelt hatte, mit meinem periodischen Übergewicht nicht mehr unwohl oder und schon gar nicht ungesund gefühlt. Meine Lebensgefährtinnen in dieser Zeit haben sich nie darüber beschwert, fanden mich sogar gemütlicher und hatten weniger Angst, dass ich ihnen als optimierter Athlet mit abdominalem Sixpack weglaufe. Oder noch schlimmer: Sie auf diese Art unter Druck setze, selbst abzunehmen! In Japan sah man mich öfters in der Kategorie der Sumo-Ringer, was als Kompliment gemeint war. Körperfett ist, solange es Ihr Leben nicht beeinträchtigt, nichts Böses und schon gar nicht ungesund. Leicht übergewichtige Menschen sind, wie gesagt, in der Regel belastbarer, ausgeglichener und haben eine deutlich geringere Neigung zu Depressionen als Normal- oder Untergewichtige.

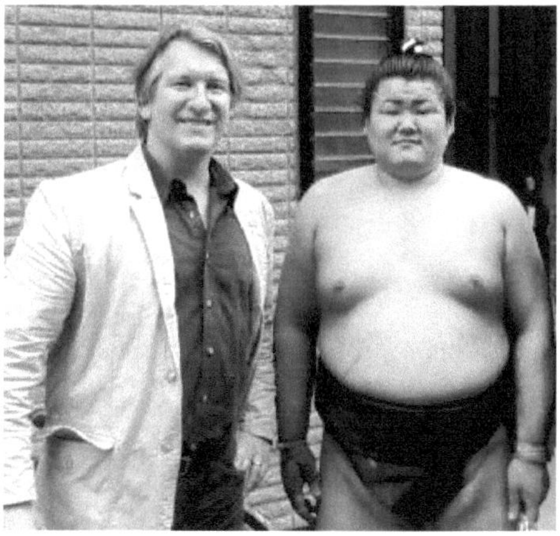

Der Autor mit einem Sumo-Ringer der *Rikishi*-Klasse

Bei all der vorangegangenen Kritik an der Übergewichts-Panikmache darf natürlich nicht geleugnet werden, dass es weltweit in den meisten Ländern tatsächlich eine Zunahme von echter Fettleibigkeit und ihrem Hauptbegleiter, dem Diabetes, gibt. In Europa sind inzwischen über 55 Millionen Menschen zuckerkrank, was alleine 2010 Kosten in Höhe von 74 Milliarden Euro verursacht hat. Tendenz: deutlich steigend. Adipositas entwickelt sich, sofern sie nicht genetisch (noch wenige gesicherte Erkenntnisse, wobei neuere Studien bis zu 70% der Ursache darin sehen) oder durch Stoffwechselkrankheiten (weniger als 2%) bedingt ist, in einem Teufelskreis aus Gewichtszunahme bei steigender Bewegungsvermeidung und -einschränkung. Die Kraft, Ausdauer und schließlich das Volumen der Skelettmuskulatur nimmt mit steigendem Gewicht ab, weil sie weniger beansprucht wird. Adipöse Menschen werden daher in der Regel immer schwächer. Damit verlieren sie nicht nur die Basis, um ihren Energiebedarf wieder zu erhöhen und Fett zu verbrennen, sondern die Muskulatur schränkt auch ihren wichtigen Beitrag zum gesamten Stoffwechselgeschehen immer weiter ein, nämlich die Produktion der Myokine und des Neurotrophins BDNF. Die tatsächliche Gefahr der Adipositas ist daher nicht das Körpergewicht oder der Körperfettanteil, sondern der Bewegungs- und dadurch *Muskelmangel*. Die japanischen Sumo-Ringer mit einem Gewicht von durchschnittlich 150 bis zu maximal 280 Kilogramm mögen zwar fett aussehen, aber sie sind kerngesund, durchtrainiert und stark wie Ochsen. Ich habe einmal in Tokio einen Vormittag lang beim Training in einer Sumo-Schule zugesehen und konnte über die Ausdauer der kämpfenden Riesen nur staunen. Ihre bekannten gesundheitlichen Probleme mit ähnlichen Symptomen wie bei der Adipositas treten meist erst nach dem Ende ihrer aktiven Karriere auf, vor allem dann, wenn sie weiter den Sumo-typischen, fett- und proteinreichen Eintopf *Chanko-Nabe* essen, ohne sich noch entsprechend viel zu bewegen und zu trainieren. Was kann der Hedonist nun aus alledem lernen, insbesondere mit Blick auf die Samurai-Diät? Übergewicht und sogar ein gewisses Maß an Fettleibigkeit sind kein Problem für ihn, solange er sich nur eine körperliche Form und Fitness erhält, die es ihm erlaubt, sein Gewicht in kürzester Zeit zu reduzieren, wenn er es für nötig hält oder einfach nur Lust dazu hat.

Was die Frage nach der Gesundheit betrifft, so gilt ganz allgemein gesprochen, dass es keine „gesunde" oder „ungesunde" Nahrung gibt, es sei denn, es handelt sich um Gifte. Das ist eine weitere wichtige Botschaft unseres oft zitierten Udo Pollmers. Es ist nur die Art und Weise des Essens und vor allem die Menge, die es ungesund werden lassen kann. Doch das verhält sich, wie wir spätestens seit Paracelsus (1493-1541) wissen, mit allen Dingen so: *Dosis sola venenum facit*, allein die Dosis macht das Gift aus, und alles was überdosiert ist, wird erst dadurch zum Gift. Umgekehrt gibt es kein speziell „gesundes" Essen. Wer glaubt, sich „gesund essen" zu können, wie viele Werbekampagnen es suggerieren, kann lieber gleich richtige Götzen anbeten. Es gibt kein „gesundes Essen", aber dennoch schafft es die Nahrungsmittelindustrie mittels schlauen Marketings und gutgläubiger Kunden, diesen mit bestenfalls wirkungslosem *Functional Food* jedes Jahr mehrere Milliarden Euro aus der Tasche zu ziehen, in Deutschland 550 Millionen Euro alleine mit maßlos überteuerten „probiotischen" Joghurten und 60 weitere Millionen Euro mit angeblich cholesterinsenkenden Produkten.

Vergessen Sie die Gesundheit! Sie sollte weder bei einer Diät, noch bei ihrer alltäglichen Ernährung im Vordergrund stehen. Das ist nur der Trick, mit denen Ihnen von der Diät-Industrie ein schlechtes Gewissen gemacht wird, sodass Sie nicht mehr unbeschwert essen können, wie ein Drogensüchtiger jahrelang von Diät zu Diät laufen wie zu wechselnden Dealern – und am Ende einfach nicht mehr satt werden. Wenn wir die Gesundheit und Fitness mit der Samurai-Diät auch noch befördern, umso besser. Machen Sie sich dabei jedoch nicht so viele Gedanken. Der positive gesundheitliche Effekt ist nur eine willkommene Begleiterscheinung. Wenn schon, dann betrachten Sie die wirkungslosen herkömmlichen Diäten als ein Gesundheitsrisiko, nicht Ihr Übergewicht und schon gar nicht das Essen selbst.

Der Arzt und Theologe Manfred Lütz hat in seinem Buch *Lebenslust. Wider die Diät-Sadisten, den Gesundheitswahn und den Fitness-Kult* (Knaur, 2005) eine schöne Polemik gegen das geliefert, was er die neue *Gesundheitsreligion* nennt. Dagegen lobt er die katholische Lebensfreude, die sich nicht die ganze Zeit damit beschäftigt, gesund zu sterben. Ich weiß, es klingt paradox, dass ich Lütz gerade vor dem Hintergrund der beinahe sadistisch anmutenden, weil besonders radikalen Samurai-Diät zustimmen möchte. Doch beim genaueren Hinsehen könnte man sie auch als eine Art katholischer Beichte verstehen, nur mit anderen Mitteln: *Du meinst also, Du hättest ein ganzes Jahr lang gesündigt, indem Du dich der Völlerei hingegeben hast? Meinetwegen. Nun, dann tue ordentlich Buße, kasteie Dich eine, zwei oder drei Wochen lang, und danach geht das Leben weiter. Also, bis zum nächsten Mal. Ego te absolvo. Und tschüss."*

Ich habe mein erwachsenes Leben lang immer große Gewichtsschwankungen gehabt, weil ich nie auf leckeres Essen und die herrlichen Winzer- und Brauereiprodukte dieser Welt verzichten wollte. Obwohl selbst gläubiger Protestant, habe ich diese verkniffene protestantische Ethik zur Überwachung und Unterdrückung der Triebe und Lüste nie wirklich verstanden. Vielleicht kommt es tatsächlich daher, dass ich im tiefsten Bayern unter Katholiken aufgewachsen bin. Das würde Manfred Lütz Recht geben. Wie aber konnten wir Reformierte und Protestanten nach dem großartigen Lebemann, Zecher, Weiberheld und Vielfraß Martin Luther – mit einem BMI über 35, was ihn heute zum Gesundheitsrisiko für die Krankenkasse machen würde – nur zu solchen anorektischen Kontrollfreaks werden?

Das heißt auch, es geht bei der Samurai-Diät nicht um ein sportliches, asketisches und diätetisches Leben *oder* den Genuss aller kulinarischen und alkoholischen Herrlichkeiten, die das diesseitige Paradies uns bietet, sondern um die Entwicklung eines starken, lebendigen Körpers *und* seiner Fähigkeit, unbeschwerte Freude an diesen Genüssen zu haben. Wahre Hedonisten sind nicht die *oder*-Menschen, sondern die *und*-Menschen. Je mehr wir unseren Körper mit Klugheit bewegen, anstrengen und belasten, umso mehr können wir uns durch ihn und mit ihm schadlos den sinnlichen und appetitlichen Errungenschaften unserer Zeit und unserer Kultur hingeben.

Doch so wie die Dosis jede Nahrung zum Gift machen kann, so ist es auch bei der Bewegung, insbesondere dem Laufen. Denn der Höhepunkt des Anti-Hedonismus, das muss man endlich mal klarstellen, ist die Marathon-Hysterie. Der endgültige Beweis, dass man sich dem Fitness- und Diätwahn komplett unterwirft, ist die Teilnahme an diesem Massenspektakel. Joschka Fischer ist das beste Beispiel dafür. Das ist Leistungsdenken pur. Dabei ist ein Marathonlauf paradoxerweise unter keinem einzigen medizinischen Gesichtspunkt irgendwie gesund. Das räumt sogar einer der größten Marathon- und Ironman-Freaks ein, unser verblasster Fitnesspapst Ulrich Strunz. Irgendwie haben diese Masochisten alle vergessen, dass der historische Läufer von Marathon am Ende tot umfiel, nachdem er seine Botschaft überbracht hatte. Ich werde nie in meinem Leben an einem Marathonlauf teilnehmen. Die Bilder der sich dahinschleppenden oder schon in Krämpfen unter Thermodecken windenden Läufer ist irgendwie verrückt, eine Art moderner römischer Circus, ohne Löwen und Gladiatoren, aber mit vielen Laufsklaven, die sich heroisch selbst beschädigen. Nichts gegen den Marathon generell, denn viele geübte Teilnehmer machen das mit Freude, Schwung und einer gewissen Leichtigkeit. Doch wenn Läufer das „gegen ihre Natur" machen und sich nur quälen, um sich beweisen, dann läuft da schon etwas gewaltig schief. Die deutsche Läuferlegende Herbert Steffny, ehemals Trainer von Joschka Fischer, nimmt den Marathon so ernst, dass er zwei Jahre Vorbereitung empfiehlt, sich selbst als reinen „Genussläufer" bezeichnet und seit seinem 55. Lebensjahr keine Marathons mehr läuft.

Diese exzessive Lauf-Wut hat übrigens auch etwas zu tun mit dem Diät-Wahn und seinen Folgen. Die Ballett-Tänzerin, Journalistin und Sachbuchautorin Maja Langsdorff war eine der ersten in Deutschland, die sich bereits Mitte der 1980er Jahre mit Essstörungen beschäftigte. Ihr Buch *Die heimliche Sucht, unheimlich zu essen* (S. Fischer, 2003) ist inzwischen in der 20. Auflage erschienen. In einem aktuellen Interview hat sie mit wenigen Worten den Zusammenhang von Sport, Laufen, Diät und Essstörung auf den Punkt gebracht:

Spiegel: Was können Essstörungen im Sport für Folgen haben?

Langsdorff: Man kann sich enormen körperlichen Schaden zufügen. Als erstes geht das Eiweiß verloren, das man für die Muskeln braucht. Unterernährung fördert zudem die Entstehung von Infektionen, Elektrolytentgleisungen und Herz-Rhythmusstörungen. Bei Mädchen und Frauen bleibt die Regelblutung aus und die Knochen werden entkalkt. Viele essgestörte Tänzerinnen zum Beispiel haben schlechte Knochen und leiden oft unter Ermüdungsbrüchen.

Spiegel: Viele fangen mit dem Laufen an, um abzunehmen. Je mehr und besser man läuft, desto stärker achtet man aufs Essen – ein Kreislauf, der zum Teufelskreis werden kann. Wie kommt man da wieder raus?

Langsdorff: Man muss sich schnell fachliche Hilfe holen. Selbsthilfegruppen, in denen man sich mit anderen austauscht, können anfangs gut helfen. Ist die Essstörung schon weiter fortgeschritten, sollte man eine psychologische Gruppe, eine Beratungsstelle oder einen Therapeuten aufsuchen. Insgesamt ist es ein langer Weg. So lange, wie ich brauche, um in die Essstörung reinzukommen, brauche ich oft auch, um wieder rauszukommen. Der wesentliche Unterschied zu Süchten ist: Auf Alkohol oder Zigaretten kann ich verzichten, aber Essen muss ich ein Leben lang.

Spiegel: Wie kann man sich dem ganzen Schlankheitswahn und Leistungsdruck entziehen?

Langsdorff: Ganz wichtig ist es, ein stabiles Selbstbewusstsein aufzubauen und ein gesundes Körpergefühl zu entwickeln. Man sollte sich nicht an fremd auferlegten Maßstäben messen. Das kann nicht gut gehen. Jeder Körper ist anders. Der eine ist ein laufender Meter, der andere ein Windhund. Wir können nicht alle Windhunde sein. Diejenigen, die mit sich selbst zufrieden sind, haben oft eine so tolle Ausstrahlung, dagegen wirkt der Windhund vielleicht langweilig.

(Quelle: Spiegel-Online, 5. August 2011)

Bei Joschka Fischer konnte alle Welt zusehen, wie schnell sein radikaler Wandel in der Lebensführung ihn zu so einem „falschen Körper" brachte. Er lief jahrelang jeden Tag mindestens eine Stunde, trank keinen Alkohol mehr und aß nur noch Fisch mit Salat. Am Ende sah er aus wie ein aus dem Nest gefallenes Küken im schlabbernden Nadelstreifen und hatte schlechtere Laune als je zuvor. Nach dem 11. September 2001 musste er sein Lauftraining mit Herbert Steffny aus Sicherheitsgründen einstellen und spätestens mit der Abwahl der rotgrünen Regierung 2005 holten seine alten Gewohnheiten ihn wieder ein. Er fing an, das Leben als Gastprofessor in Princeton, gefragter Redner und Berater zu genießen. Schnell gewann er das körperliche Format eines erwachsenen Mannes zurück, eines Elder Statesman, der viel erlebt hat und allen sinnlichen Freuden gegenüber aufgeschlossen ist. Wozu also die permanente Quälerei und Kasteiung während seiner Fitness-Jahre? Vielleicht war es eine gute und nützliche Erfahrung für ihn, aber heute scheint er mir entspannter und zufriedener denn je, und er würde wohl eher dem Teufel die Füße eincremen, als noch einmal in den Ring zu steigen und für die Deutschen den Wunsch-Bundeskanzler zu spielen. Mit seiner jetzigen Konstitution und Lauferfahrung wäre er allerdings ein optimaler Kandidat für die Samurai-Diät, wenn er mal schnell 10 oder 15 Kilogramm abnehmen wollte.

Wenn Sie sich auf die Samurai-Diät einlassen, dann seien Sie sich bewusst, dass Sie einer **Mode** folgen, die Sie auch zu Ihrem **persönlichen Schönheitsideal** gemacht haben. Es ist also eine Angelegenheit der *Ästhetik* und nicht der Moral, des Gewissens, der „guten Ernährung" und schon gar nicht der Gesundheit. Daran ist überhaupt nichts auszusetzen, denn der gute Hedonist ist immer auch ein Ästhet. Wenn Sie allerdings übergewichtig sind – oder sich auch nur so fühlen – und davon nicht dauerhaft runterkommen, sollten Sie daraus kein Drama machen. Vielleicht sehen Sie so tatsächlich am besten aus und leben in genau dem Körper, der zu Ihnen passt! Mir sind viele Leute begegnet, die abgenommen hatten und nur noch Schatten ihrer selbst waren. Manchmal kommen sie einem vor wie bedauernswerte Krankenhauspatienten, grau und faltig mit stierenden Augen. Ihre Haut ist einfach nicht gemacht für weniger Volumen, könnte man sagen, und ihre Nerven werden von dem Kohlenhydrat- oder Eiweißentzug angegriffen. Es gehört auch zu einer wahrhaft hedonistischen Haltung, dass man sich von unerreichbaren oder schlicht unsinnigen Zielen innerlich verabschiedet und sich auf das Ideal eines glücklichen und erfüllten Lebens innerhalb seiner Möglichkeiten konzentriert. Wenn man klein ist – oder sich auch nur so fühlt –, dann ist die brennende Sehnsucht nach mehr Körpergröße vor allem eins, nämlich der sichere Weg ins Unglück. Der wahre Hedonist hat dazu einen guten Rat: „Akzeptiere deine Natur!" Die Samurai-Diät ist nicht dazu geschaffen, Ihre Natur oder Ihr Leben zu verändern. Sie kann Ihnen allerdings helfen, Ihren Körper in kürzester Zeit wieder in seine individuelle Bestform zu bringen, Ihr Gewicht zu regulieren und Ihnen die Lust am Essen wiederzugeben. Denn die Freude an den kulinarischen Genüssen ist am größten, wenn man weiß, dass die Pfunde, in denen sich das niederschlagen könnte, schnell wieder weg sind. Es kommt nur noch auf dem Willen an. Und mal ehrlich: Elf Monate lustvolles und diätfreies Leben gegen eine bis vier Wochen Samurai-Diät, das klingt doch nach einem guten Deal, oder? Ich habe es jedenfalls immer so erlebt. Die Samurai-Diät selbst ist natürlich hart, doch nur am Anfang und das Ergebnis ist mehr als fair. Dabei helfen auch einige Tricks und Kniffe. Ich gehe zum Beispiel nach der Samurai-Diät nur noch einmal auf die Waage, und danach erst wieder, wenn ich das Gefühl habe, dass ich zu schwer geworden bin und die nächste Samurai-Diät vorbereite. Bis dahin orientiere ich mich nur daran, mit welchem Loch ich meinen Gürtel schließe, ohne dass er spannt

Das Essen ist eine der wichtigsten, schönsten und erfüllendsten Tätigkeiten in unserem Leben. Essen ist der Inbegriff von erlebter Gemeinschaft mit anderen Menschen. Mit ihnen zusammen zu feiern und zu schlemmen ist Hedonismus pur. Es ist eine ganz hedonistische Angelegenheit: Ich will wieder genießen können, ohne mich andauernd bestrafen zu müssen, ohne schlechtes Gewissen. Die schlimmen Gedanken über Essen, Trinken und Gewicht sollen aus dem Rest des Jahres verbannt werden und eine Diät sollte nur auf eine kurze Periode konzentriert sein. Die Samurai-Diät könnte so ein Ritual in der Wohlstandsgesellschaft sein, das zufällig auch noch gesund und damit gut für Körper und Geist ist.

Die bekanntesten Diäten – und warum sie nicht funktionieren

Bevor wir uns *in medias res* begeben – in die Mitte der Sache, um die es hier geht –, wollen wir uns noch einen Überblick darüber verschaffen, was *nicht* unsere Sache sein wird. Die Samurai-Diät hat nämlich mit den herkömmlichen Diäten ungefähr so viel zu tun wie Teleportation mit dem Fahrradfahren. Beides sind Fortbewegungstechniken, doch die Teleportation widerspricht bisher ein paar grundlegenden physikalischen Gesetzen. Ein wunderschönes Buch dazu ist Michio Kakus *Die Physik des Unmöglichen* (Rowohlt 2008). Wer also mal teleportieren statt Fahrrad fahren möchte, der muss die Physik erweitern. Auch die Samurai-Diät widerspricht, wie wir bereits gesehen haben, einigen in Stein gemeißelten Prinzipien der Ernährungswissenschaft oder Trophologie. Doch die neueste Stoffwechselforschung erklärt nicht nur, warum alle bisherigen Diäten versagen, sondern auch, warum die Samurai-Diät ein ganz neues Kapitel in der Diätphysiologie und in der Kunst des Krieges gegen die Pfunde aufschlägt.

In seriösen Diät-Büchern und im Internet wird regelmäßig – und zurecht – darauf hingewiesen, dass man niemandem trauen sollte, der mehr als 3,5 Kilogramm Gewichtsabnahme pro Woche verspricht, denn das entspricht bereits einer *Nulldiät*, die von allen Experten als extrem gesundheitsgefährdend eingeschätzt wird. Und doch! Es geht noch mehr, viel mehr! Zumal bei einer gleichzeitigen Verbesserung des gesamten Gesundheitszustands – und das nur als Nebeneffekt. Zwischen dem vorangegangenen theoretischen und dem nachfolgenden praktischen Teil dieses Buchs wollen wir mal sehen, was einige ausgesuchte und bekannte Diäten leisten.

Wie stehen sie da im Vergleich zur Samurai-Diät, die innerhalb von 2 Wochen einen Nettogewichtsverlust von 10 Kilogramm, ein verbessertes Gesundheitsniveau, einen höheren energetischen Grundumsatz und ein Ausbleiben des Jo-Jo-Effekts verspricht?

Da es vor allem um das Abnehmen geht, könnten wir außer den Diäten noch die neuesten medizinischen Schlankheitsmittel begutachten, mit denen die Pharmaindustrie uns gerne beglücken würde. Doch von denen wurden bereits mehrere wieder vom Markt genommen, weil sie gefährliche Nebenwirkungen erzeugen. So wurde etwa Acomplia mit dem Wirkstoff Rimonabant zwei Jahre nach der Markteinführung von der EU 2008 verboten. Das Medikament sollte ein Blockbuster für den Pharmakonzern Sanofi-Aventis werden, und das bedeutet einen Umsatz von über eine Milliarde US$ pro Jahr. Doch es stellte sich heraus, dass es Depressionen und Suizid-Gedanken auslöst. In den USA bekam es gar nicht erst die Zulassung. Alle medizinischen Produkte zur Gewichtsregulierung greifen mehr oder weniger vehement und unkontrolliert in das Stoffwechselgeschehen ein und müssen daher als das betrachtet werden, was sie sind, nämlich *Gifte*. Es gibt – bis heute – keine Präparate, Enzyme, Appetithemmer oder ganz allgemein „Diätprodukte", die einen gesundheitlich unbedenklichen Gewichtsverlust auslösen oder unterstützen. Das sind alles Märchen der Diät- und Pharmaindustrie.

Diäten selbst kann man dagegen nicht einfach vom Markt nehmen. Dabei sind die Umsätze mit ihnen viel höher als die eines pharmazeutischen Blockbusters, und die psychischen, gesundheitlichen und kulturellen Schäden, die damit angerichtet werden, sind garantiert größer als die irgendeines schlechten Medikaments. Es gibt: fettarme Diäten, fettreiche Diäten, Fatburner-Diäten, Blutgruppen-Diäten, Fastenkuren, Formula-Diäten, Mischkost-Diäten, Glyx-Diäten, Trennkost-Diäten, eiweißreiche-Diäten, kohlenhydratreiche Diäten und Psycho-Diäten. Im Sonderheft der Stiftung Warentest *Schlank & Fit* (5/2005) wurden 90 Diäten untersucht und verglichen. Bei Öko-Test erschien dann im November 2008 das *Jahrbuch Essen, Trinken und Genießen für 2009*, das neun Diätbücher und 18 Online-Diätprogramme miteinander verglich. FOCUS Online hat die Website *Diätencheck* eingerichtet, auf der 50 Diäten kurz dargestellt werden, wobei die Ergebnisse im Wesentlichen aus den beiden vorgenannten Heften entnommen wurden. Schön zu lesen ist auf FOCUS Online auch die Website *Die 20 dicksten Diätlügen* (März 2010). Die beste und kritischste Übersicht stellt die Zeitschrift *Fit for Fun* mit ihrer Website *40 Diäten unter der Lupe* zur Verfügung [Sie finden alle Links hier im Serviceteil am Ende des Buchs].

Bei diesen interessanten Vergleichen ist allerdings eine wichtige Einschränkung zu machen: Keine dieser Untersuchungen ist ein echter Praxistest! Die Diäten wurden ausschließlich auf der Basis der Selbstauskünfte ihrer Anbieter und der Meinungen verschiedener Ernährungsexperten dazu analysiert. Diese Veröffentlichungen sind wohlgemerkt auch nicht auf dem neuesten Stand der Forschung, der hier im Kapitel *Hungerstoffwechsel, Myokine und das egoistische Gehirn* in einem Überblick wiedergegeben wurde. Es wird wohl noch einige Jahre dauern, bis die Diätindustrie einschließlich ihrer aufmerksamen Kritiker sich darauf eingestellt und diese „verdaut" hat. Wir wollen diesen Prozess der Aufklärung hier im Rahmen der Samurai-Diät unterstützen und vielleicht etwas beschleunigen. Die folgenden Darstellungen bekannter Diäten sind kompiliert aus den Büchern und Selbstauskünften der Anbieter oder Erfinder, verschiedenen Testberichten und vor allem – da die bisherigen Testberichte darauf keine Rücksicht genommen haben – aus zahlreichen Erfahrungsberichten von Anwendern einzelner Diäten, die diese in den einschlägigen Foren und Blogs veröffentlicht haben.

3-D- oder Karl-Lagerfeld-Diät

Entwickelt hat sie der französische Arzt, Homöopath, Maler und Schriftsteller Jean-Claude Houdret (so seine Selbstdarstellung auf www.houdret.com), berühmt wurde sie durch den deutschen Modeschöpfer, der innerhalb von 13 Monaten sagenhafte 42 Kilogramm abnahm. Zusammen haben sie darüber das Buch *Die 3-D-Diät* (dtv 2004) geschrieben. Vor den Augen aller Welt verwandelte sich die hanseatische Diva in einen Spargeltarzan, der seitdem scheinbar nur noch von einem hohen Stehkragen gestützt wird. Die drei Ds sind ein schickes Akronym für **D**esign, **D**oktor und **D**iät. Das Programm verlief in drei Stufen, bei dem es in den ersten drei Wochen nur Proteine und einige Gemüsesorten mit einem täglichen Nährwert von 800 bis 900 Kalorien gab. In der zweiten und dritten Stufe von jeweils mehreren Monaten gab es zunehmend raffinierte, wohlschmeckende und weiterhin proteinhaltige Gerichte, wobei die Zufuhr allmählich auf 1200 bis 1600 Kalorien erhöht wurde. Begleitet wurde das Ganze durch Hourdets „Spoonlight"-Programm an teuren Nahrungsergänzungsmitteln, deren Zusammensetzung nur der Diät-Alchimist selbst kennt und die exklusiv von einem mondänen Pariser Labor auf den Champs-Elysées hergestellt und vertrieben werden. Von dem einzigen weiteren Anwender dieser Diät, den ich ausfindig machen konnte, war zu erfahren, dass in diesen Pillen Vitamine, Mineralien sowie stoffwechselverändernde, appetithemmende, wachmachende und sogar stressabbauende Inhaltsstoffe enthalten sein sollen. Pro Tag werden 16 Pillen geschluckt. Auf Ausdauersport sollte Lagerfeld auf Anraten seines Arztes allerdings verzichten, denn das sei zu energieaufwändig. Lediglich drei wöchentliche Gymnastikeinlagen waren erlaubt. Die Pillen sind übrigens auch ganz ohne ärztliche Betreuung käuflich zu erwerben.

Was soll man dazu sagen? Nun, angesichts der Geheimnistuerei um die Rezeptur der Pillen, die alles Mögliche enthalten könnten, bis hin zu Drogen, Giften und starken Appetitzüglern ohne Markzulassung, kann man diese Diät nicht wirklich beurteilen. Wenn zum Beispiel kleine Mengen an Opium darin enthalten wären – oder besser noch Morphium, das den Verstand so hell und klar macht, wie wir das von Lagerfeld gewöhnt sind –, würde das nicht nur die appetithemmende und „stressabbauende" Wirkung erklären, sondern es käme über längere Zeit zu einer Verlangsamung der Magen-Darm-Tätigkeit und schließlich einer Verkleinerung des Magens. In diesem Zusammenhang wäre es interessant zu erfahren, ob Lagerfeld seit seiner Diät weiterhin Dr. Houdrets Wunderpillen schluckt. Es fehlen auch Erfahrungsberichte, die den Lagerfeld-Effekt bestätigen. Die Amazon-Rezensenten des Buchs haben vor allem die Rezepte geschätzt oder waren erstmals auf die Rolle von Proteinen aufmerksam geworden. Einige probierten das Programm eine Woche lang aus und freuten sich über 3 bis 4 Kilogramm Gewichtsverlust, was ganz normal ist, doch keiner hat es konsequent und länger durchgezogen. Dazu kommt, dass der Modeschöpfer für seinen eisernen Willen und seine Disziplin bekannt ist, und es könnte gut sein, dass er mit allen erdenklichen Diäten in einer radikalen Prozedur dieses Gewicht verloren hätte.

Vor diesem Hintergrund fällt es schwer, etwas Gutes über die 3-D-Diät zu sagen, auch wenn man mit der Evidenz ihres – bisher wohl einzigartigen – Resultats konfrontiert ist. Wahrscheinlich ist diese ganze **D**iät nur ein schlauer Marketingcoup der zwei anderen Ds, des **D**esigners und des **D**oktors. Doch es gibt eine schöne Aussage von Karl Lagerfeld aus dem Vorwort seines Buches, die dem Hedonisten ganz aus dem Herzen spricht – auch wenn sie jetzt vor dem Hintergrund der Morphium-Hypothese etwas zweideutig ist: „Fangen Sie Ihre Diät in einem glücklichen, optimistischen Augenblick an."

Ist es gemein, wenn ich jetzt sage, dass der Modeschöpfer seinen beeindruckenden Gewichtsverlust mit der Samurai-Diät in vier Monaten oder weniger geschafft hätte? Ohne Pillen und für null Euro.

Atkins-Diät und die Low-Carb-Bewegung

Mit der Diät, die der amerikanische Ernährungswissenschaftler Robert Atkins (1930-2003) entwickelte, begann der Siegeszug der Low-Carb-Diäten, die alle bösen Pfunde dieser Welt als das Werk von vielen kleinen Kohlenhydrat-Teufelchen sehen. Sein Buch *Dr. Atkins' Diet Revolution* erschien 1972 und wurde seitdem 15 Millionen mal verkauft. Atkins hatte bereits 1963 eine neue Diät gesucht, weil er von seinen 100 Kilogramm Gewicht runterkommen wollte, und entdeckte wissenschaftliche Arbeiten über die Reduktion von Kohlenhydraten in der Ernährung. Von da an aß er selbst nur noch fett- und eiweißreiche Mahlzeiten, nahm gehörig ab und wurde zum Wanderprediger für die Low-Carb-Bewegung. Er provozierte alle damaligen Ernährungsfachleute in ihrer festen Ansicht, dass zum Abnehmen nur das Fett in der Ernährung reduziert werden müsse. Allen Diätwilligen rief er zu, dass sie ihre Ziele viel besser mit Braten, Steak, Wachteln, Austern und Omelette erreichen können. Das lief eine ganze Weile gut. Es gab eine regelrechte Atkins-Welle in den USA und 1989 wurde die Atkins Nutritionals Inc. gegründet. Das Unternehmen expandierte schnell bis zu einem jährlichen Umsatz von 100 Millionen US$. Doch 2003 starb Atkins mit einem Gewicht von 116 Kilogramm ausgerechnet an Herzinfarkt – seine Apostel haben diese Version der Geschichte immer bestritten – und 2005 meldete das Unternehmen Insolvenz an.

Dennoch gibt es heute keine Zweifel mehr daran, dass die Reduzierung von Kohlenhydraten einen gewichtsmindernden Effekt hat. Zwar gibt es bei der Atkins-Diät Nebeneffekte wie eine leichte Ketose, die man wie beim Fasten am Acetongeruch im Atem bemerkt, und die fette Kost wirkt einseitig und einschränkend, denn etwa Brot, Nudeln, Süßigkeiten, Kuchen, süßes Obst, Kartoffeln, Reis und alle anderen stärkereichen Gemüse sind vom Speiseplan gestrichen. Doch was das Gewicht und den Körperfettgehalt angeht, da funktioniert der Zauber. Vorteile dieser Diät sind, dass keine Kalorien gezählt werden müssen und bereits relativ kleine Mengen an Eiweiß und tierischen Fetten ein starkes Sättigungsgefühl erzeugen. Leistungseinschränkungen durch Kohlenhydratmangel gibt es nur in den ersten Wochen des „Entzugs". Über zwei weitere Phasen wird das Programm fortgesetzt, bis der Punkt erreicht ist, an dem das Gewicht nicht mehr sinkt. Die vierte Phase, in der dieses Zielgewicht in der Balance gehalten werden soll, hat den vielsagenden Namen „lebenslange Erhaltungsdiät". Das Verfahren nach Atkins ist also keine zeitlich begrenzte Maßnahme, sondern eine komplette und dauerhafte Ernährungsumstellung und somit eine Diät, die nie aufhört. Sie ist das Schicksal all der schönen Menschen, der Schauspieler und der Fotomodelle, die die Titelseiten unserer Magazine schmücken und die in jeder Form von Werbung auftreten. Das Problem von dauerhaften Anwendern von Low-Carb-Diäten ist allerdings, dass sie förmlich explodieren, wenn sie das strenge Regiment ihres Speiseplans verlassen. Es scheint, dass sie, wenn sie „normal" essen, die zugeführten Kohlenhydrate stärker zu Fett verstoffwechseln als „normale" Menschen. Dazu passt die Geschichte der Atkins-Anhänger, der Meister sei vor seinem Tod gar nicht übergewichtig gewesen und habe während seines Krankenhausaufenthaltes nur wegen des „schlechten Essens" 28 Kilogramm zugenommen. In neun Tagen!

Eine amüsante Tatsache ist, dass es lange vor Atkins' „Diät-Revolution" eine andere, höchst erfolgreiche und wahrhaft hedonistische Low-Carb-Schlankheitskur gab, nämlich *The Drinking's Man Diet: How to Lose Weight with a Minimum of Willpower* von Robert Cameron, einem Bonvivant aus San Francisco. Das Buch wurde 1964 ein Bestseller und verkaufte sich innerhalb von zwei Jahren in 13 Ländern 2,5 Millionen mal – leider nicht in Deutschland, wo es bis heute nicht übersetzt ist. Es hatte gerade einmal 58 Seiten, und da er es selbst verlegte, wollte er, dass es nur 1 US$ kostet. Diese Entscheidung machte ihn lange vor Amazons Kindle, Apples ibookstore, den billigen E-Books und Amanda Hocking, zum Multimillionär. Heute ist es immer noch für 3,99 EUR beim Verlag Cameron & Co. zu haben. Der Clou darin war Camerons Einsicht, dass Gin, Wodka, Rum, Brandy, Whisky und andere Destillate höchstens Spuren von Kohlenhydraten enthalten. Dazu durfte der *Drinking Man* rotes und weißes Fleisch jeder Sorte, Gemüse aller Art, Kaviar, Pâté de foie gras und Käse genießen – und dabei abnehmen. Dem Körper sollten allerdings täglich 60 Gramm Kohlenhydrate zugeführt werden. Dafür enthält das Buch genaue Tabellen, die man nach ein paar Tagen auswendig kennt. So vermeidet die *Drinking Man's Diet* genau die nachteiligen Folgen der Atkins-Diät. Robert Cameron wurde später noch ein berühmter Luftbildfotograf und starb 2009, anders als Atkins, mit 98 Jahren hochbetagt und gertenschlank.

Wie Sie sehen, funktionieren Low-Carb-Programme tatsächlich. Doch es ist keine Diät in dem Sinne, wie ich es eingangs in diesem Buch beschrieben habe, nämlich als zeitlich begrenzte Maßnahme. Es ist eine komplette und lebenslange Ernährungsumstellung mit einer großen Hypothek, nämlich einer immer drohenden, sprichwörtlichen Jo-Jo-*Explosion*. Zudem sind, wie schon Atkins eingeräumt hat, Vitamine und Mineralien als Nahrungsergänzungsmittel dringend erforderlich, damit keine Mangelerscheinungen auftreten. Auch die Gewichtsverlustrate bei der Atkins Diät und allen anderen Low-Carb-Schlankheitskuren können mit der Samurai-Diät nicht mithalten. Das ist allerdings nichts Besonderes, denn es gibt schlicht keine andere Diät, mit der man 10 Kilogramm und mehr in zwei Wochen abnehmen kann.

Brigitte-Diät und die Fit-for-Fun-Diät

Die Brigitte-Diät ist als kalorienreduzierte Mischkost-Diät ein Klassiker mit einer langen Geschichte. Es gibt sie seit 1969, und so lange kenne ich sie auch schon, denn meine Mutter hat sie seitdem in verschiedenen Variationen fest in ihr Leben eingebaut. Nicht periodisch, sondern eher permanent. Mit 1200 Kalorien pro Tag – bis vor kurzem waren es nur 1000 – sollen die vorwiegend weiblichen Anwender dieser Diät auskommen. Dafür gibt es aber immer schöne Kochrezepte für alle Anlässe, die natürlich aus ganz ausgewogener Kost bestehen. Sie ist eine der wenigen Diäten, die von der Deutschen Gesellschaft für Ernährung und von den Krankenkassen empfohlen wird. Das hat vielleicht auch damit zu tun, dass endlich einmal ein echter Uni-Professor die Zauberformel dafür liefert. Volker Schusdziarra von der TU München hat das Konzept der *Energiedichte* entwickelt, das bedeutet den spezifischen physiologischen Brennwert von Nahrungsmitteln pro Volumeneinheit. Ganz allgemein soll gelten: hohe Energiedichte bei niedrigem Wassergehalt ist schlecht, denn durch das geringe Volumen tritt die Sättigung erst spät ein, wobei schon mehr Kalorien als nötig aufgenommen wurden. Das Ziel ist also, ein günstigeres Kalorien/Volumen-Verhältnis zu erreichen, und das bei einer gesunden Mischkost. Dabei sind weder Fette, noch Proteine oder Kohlenhydrate verboten. Klingt eigentlich ganz vernünftig.

Funktioniert das auch? Nun, das ist nicht ganz einfach zu sagen. Denn ich habe viele begeisterte Erfahrungsberichte gelesen, in denen fast alle von der „gesunden Ernährung" während der Diät und von den vielen leckeren Rezepten schwärmen. Kein Wunder, wenn man sich mit „Lasagne, Semmelknödel und Quiche" die Pfunde von der Hüfte essen darf. Bei einem guten Teil der Kommentare und Rezensionen hat man(n) allerdings den Eindruck, dass die Damen der Schöpfung die Diätbücher aus der Brigitte-Reihe einfach nur als normale Kochbücher benützen, die ihnen zusätzlich noch das Gefühl geben, dass sie sich auf diese Weise schlank essen können. Manche meinen auch, es sei gar keine Diät, sondern eher eine langfristige Ernährungsumstellung. Dazu passt auch der Titel von Prof. Schusdziarras Buch, das auf Amazon übrigens hervorragend besprochen ist: *Satt essen und abnehmen: Individuelle Ernährungsumstellung ohne Diät* (2008). Demensprechend dauert die Brigitte-Diät auch lange, zwischen 10 Wochen und 12 Monaten, ist also eher etwas für geduldige Menschen, die sich außerdem nicht so gerne zu bewegen scheinen. Es gehört sicher zum Erfolgsrezept der Brigitte-Diät, dass sie ihre Klientel nicht mit anspruchsvollen Sportprogrammen behelligt.

Wie ist das alles abschließend zu bewerten? Zwei Dinge machen mich misstrauisch. Einerseits die Erfahrung mit meiner Mutter, die daraus mit – wohlwollend gesagt – mäßigem Erfolg ein Lebensthema gemacht hat. Andererseits der Eindruck, dass mir die Online-Foren zur Brigitte-Diät wie regelmäßige Stelldicheins langjähriger Diät-Karrieristinnen vorkommen, die bei aller Begeisterung übrigens nur wenige überzeugende Erfolgserlebnisse zu berichten haben. Auch die Vorstellung, mit einer Lebenspartnerin eventuell einmal monate- oder jahrelang ausschließlich nach Brigitte-Rezepten zur Umsetzung des Energiedichte-Prinzips kochen zu müssen, löst bei mir nicht gerade Begeisterung aus. Selbst wenn das alles lecker sein sollte, so ist es doch nur Soft-Hedonismus im schön eingezäunten Brigitte-Reservat. Kurzum, an der wissenschaftlichen Idee hinter dem Ganzen mag sogar etwas dran sein, aber es ist doch wieder eine bevormundende Diät, die versucht, große Lebensabschnitte ihrer Anwender mit Tabellen, Rezepten und Vorschriften unter Kontrolle zu bringen und sich selbst zum Dauerthema zu machen. Ich werde schon ganz kribbelig, wenn ich das Lieblingswort des deutschen Diätbeamtentums nur höre: „Ernährungsumstellung"! Aus der Sicht der Samurai-Diät verstößt die Brigitte-Diät eindeutig gegen das Temporär- und das Hedonismus-Prinzip. Zehn Kilogramm in zwei Wochen abnehmen und dann wieder frei sein, so sieht für mich eine gute Diät aus!

Vor diesem Hintergrund können wir auch die **Fit-for-Fun-Diät** des gleichnamigen Magazins aus dem Burda-Konzern schnell einordnen. Auch diese Diät wird empfohlen, etwa von der Stiftung Warentest in ihrem Testbericht 2002. Es ist nichts anderes als eine Brigitte-Diät, nur ohne wissenschaftliche Zauberformel und mit einem etwas stärkeren Fokus auf Fettreduktion und sportlicher Betätigung. Sie dauert 8 Wochen bis 12 Monate, da pro Monat nur ein Kilogramm Gewichtsverlust anvisiert ist. Im Zentrum stehen, wie bei der Brigitte-Diät, die „leckeren Rezepte". Deswegen beurteile ich die Fit-for-Fun-Diät genauso wie die vorangegangene Brigitte-Diät.

Metabolic Balance / Power und Formula-Diäten

Der Internist Wolf Funfack und seine Kollegin Silvia Bürkle forschten seit 2001 im beschaulichen oberbayrischen Isen nach einer Methode zur „ganzheitlichen Stoffwechselregulierung". Das Ergebnis war wohl schnell gefunden, denn die passende Firma dazu wurde bereits im August 2002 gegründet und im Januar darauf ließen sich die fleißigen Forscherlein eine Marke schützen, die heute viel von sich reden macht: **Metabolic Balance**. Seitdem ist daraus – frei nach dem berüchtigten Finanzdienstleister AWD Allgemeiner Wirtschaftsdienst – eine Art *ADD Allgemeiner Diät-Dienst* geworden, ein Strukturvertrieb für individuelle Betreuungsleistungen von Teilnehmern am Diätprogramm von Metabolic Balance. Die Firma bietet ihre Dienste inzwischen auch in 24 Hotels an und eine eigene Restaurantkette scheint schon in Planung zu sein, da im Mai 2011 eine Marke dafür angemeldet wurde. Funfack und Bürkle waren auch als Autoren fleißig, denn sie haben etwa ein Dutzend Bücher beim Südwest Verlag veröffentlicht, die vor allem großzügig bebilderte Werbebroschüren und Köder für die kostenpflichtigen Dienstleistungen der Metabolic-Balance-Betreuer sind. „Betreuer" kann übrigens jeder werden, der die 17-tägige Ausbildung bei Funfack & Bürkle für 2.499 Euro absolviert, Realschulabschluss von Vorteil, aber nicht erforderlich. Für Ärzte, Heilpraktiker und Ernährungswissenschaftler gibt es sogar schon für 935 Euro eine 4-tägige Kurzausbildung. Was betreuen diese Betreuer dann? Erst einmal nehmen sie den von ihnen anzuwerbenden Diätkunden Blut ab und schicken es an das Zentrallabor in Isen. Nach Analyse der Probe wird das Herzstück von Metabolic Balance, ein streng geheimes Computerprogramm – natürlich „das Ergebnis langjähriger Zusammenarbeit von Ärzten, Ernährungswissenschaftlern und Informatikern" – mit 36 verschiedenen Werten gefüttert. Dann spuckt das Programm einen völlig „individuellen und ganzheitlichen" Hokuspokus-Diät- und Ernährungsplan aus. Bis dahin hat der Diätkunde bereits 300 bis 400 Euro gelatzt, aber dann geht die Geschichte ja erst richtig los! Doch was folgt, das kennen wir bereits und können es deshalb kurz machen: Metabolic Balance ist eine hundsgewöhnliche Low-Carb-Diät mit ein paar kapriziösen Regeln wie der fünfstündigen Pause zwischen den Mahlzeiten oder dass jede Mahlzeit nur eine Sorte Eiweiß enthalten darf. Kein Ernährungswissenschaftler kann das nachvollziehen, ebenso wenig wie die Schlussfolgerungen von einem Blutbild auf eine Diät, was zudem noch an die völlig sinnlose Blutgruppen-Diät erinnert. Ansonsten ist es nur ein weiterer Versuch, mit Diäten und der Gutgläubigkeit von Übergewichtigen ein skalierbares Geschäftsmodell zu zimmern. Inhaltlich neu ist an der ganzen Sache gar nichts, vor allem nicht wissenschaftlich, denn Funfacks Darstellungen von Stoffwechselfunktionen und -störungen in seinen Büchern sind so weit Allgemeingut, dass man sie auch umsonst in Wikipedia nachlesen kann. Eine angebliche „Evaluationsstudie", mit der geworben wird und die die Wirksamkeit von Metabolic Balance belegen soll, wird nirgends nachgewiesen. Welcher Geist da in Isen(...gard? Ja, das gefällt mir!) weht, das sieht man allerdings schon daran, wie Funfack & Friends ihre Diät-Beute auf der Homepage weiterhin mit der dreisten Cholesterin-Lüge zu ködern versuchen. Es soll übrigens tatsächlich Leute geben, die damit schon abgenommen haben. Kritische Ernährungsexperten meinen, die hohen Investitionen seien der Grund dafür, dass diese Art des Abnehmens funktioniert, denn die Teilnehmer sind dadurch hochmotiviert. Ansonsten gelten die gleichen Schlussfolgerungen wie bei der Atkins-Diät.

Da lob ich mir doch den verrückten Ulrich Strunz, denn Geheimnistuerei ist seine Sache gar nicht. Außerdem hat er viel mehr Ahnung von Bewegung, Sport und Laufen als (Saruman) Funfack aus I-sen(gard). Nachdem er den sagenhaften Erfolg seines *Forever Young*-Leichtlaufprogramms ausgekostet hatte und bereits zum Fitness-Papst gekrönt worden war, musste etwas Neues her. Funfack und seine Orks müssen sich tierisch geärgert haben, als (Gandalf?) Strunz (nein, das passt nicht, er ist sicher nicht der gute Zauberer) dann 2008 die **Metabolic Power** aus dem Hut zauberte. In seinem Buch *Die neue Diät: Fit und schlank durch Metabolic Power* (Henyne, 2008) hat er allerdings nur Ansichten bezüglich Proteinen und Kohlenhydraten radikalisiert, die er schon früher vertreten hatte. Den Einsatz von Nahrungsergänzungsmitteln wie Eiweißdrinks, Mineral- und Vitaminpräparaten, deren Originale natürlich nur die Strunz GmbH vertreibt, begründet er damit, dass die Qualität unserer frischen Lebensmittel immer schlechter wird. Das ist zwar längst widerlegt, aber Strunz wäre nicht Strunz, wenn ihm das nicht egal wäre, solange er seiner öko-hörigen Kundschaft unterstellen kann, dass sie aus seiner falschen Annahme dieselben Schlüsse zieht wie er: Gute synthetische Produkte aus dem sauberen Labor sind immer noch besser als schlechte Naturprodukte aus der industrialisierten Landwirtschaft. So beginnt seine Diät mit einem einwöchigen „Vital Fatburning" auf der Basis von Obst, Gemüse und seinen Eiweißdrinks. In den darauffolgenden 2 bis 10 Wochen wechseln sich „Vital Fatburning"- und „Forever Young"-Lauftage ab. Abschließend wird die Ernährung ganz von Kohlenhydraten befreit, das Kochen muss neu gelernt werden und der Rest des Lebens wird zu einem Metabolic-Power-Marathon, immer unterstützt von den Pülverchen der Strunz GmbH. Merken Sie, worauf ich hinauswill? Metabolic Power ist genauso totalitär, entmündigend und lustfeindlich wie Metabolic Balance, nur schlechter organisiert, weniger geheimnisvoll und mit mehr Präparaten aufgepeppt.

Grundsätzlich ist jeder Diät zu misstrauen, die auf Nahrungsergänzungsmittel setzt. Am stärksten geschieht das bei den sogenannten **Formula-Diäten**, die Fertigprodukte wie Suppen, Riegel, Eiweiß-Shakes oder in Flüssigkeiten anzurührende Nährstoffpulver verwenden. Die beinhalten dann häufig irgendwelche Zaubersubstanzen, deren angeblich einzigartige Mixtur eine radikale Gewichtsabnahme verspricht und die man natürlich nur zu Mondpreisen direkt bei den Anbietern der jeweiligen Diät erwerben kann. Bei Tagesrationen von 1200 Kalorien über eine Woche oder länger nimmt man *natürlich* etwas ab, vor allem, wenn man sich *ausschließlich* von Eiweißbrei in den Geschmacksrichtungen Erdbeere, Banane, Schokolade und Vanille ernährt. Wer das schon einmal gemacht hat, kennt den Ekel, der spätestens nach zwei oder drei Tagen mit diesen meist süßen Shakes aufkommt. Im Sport, besonders im Kraftsport, werden häufig Eiweißpräparate zum Muskelaufbau verwendet. Doch die Muskeln werden dann im Training auch besonders stark belastet. Um ihnen die Energie dafür zu liefern, führen die Sportler sich selbstverständlich mit dem zusätzlichen normalen Essen reichlich Kohlenhydrate zu. Das funktioniert auch. Im Gegensatz zu den Formula-Diäten, denen beinahe naturgesetzlich ein heftiger Jo-Jo-Effekt auf dem Fuße folgt. Denn der Körper, vor allem das Gehirn, holt sich alle Kohlenhydrate zurück, auf die vorher verzichtet wurde. Und das natürlich viel schneller, als der Körper sie verarbeiten kann, wie wir aus Achim Peters faszinierendem Buch *Das egoistische Gehirn* lernen konnten. Es gibt ärztlich begleitete Einstiegsprogramme für schwer Adipöse, die Formula-Diäten anwenden. Damit sollen die Patienten schnell ein Gewicht erreichen, das sie in die Lage versetzt, an einem Bewegungs- und Sportprogramm überhaupt erst teilnehmen zu können. Ich konnte allerdings auch von ärztlicher Seite keine glaubwürdigen Erfolgsberichte zu dieser Anwendung finden. Bestandteile von Formula-Diäten sind in vielen anderen Diäten enthalten, so etwa bei *Metabolic Power* von Ulrich Strunz, wo sie zur Dauereinrichtung werden. Denn wenn man sie absetzt, zeigt sich schnell, woran man tatsächlich teilgenommen hat: an einem Programm zur konsequenten Gewichtszunahme. Wer also den Herstellern glaubt, innerhalb von vier Wochen 8 bis 12 Kilogramm abnehmen zu können, hat sich selbst schon einen Garantieschein über zwei bis vier zusätzliche Kilogramm nach dem Ende der Diät ausgestellt. Aus der der Sicht der Samurai-Diät ist das alles Humbug und Pfusch. Der wahre Hedonist lässt sowieso die Finger von diesen unappetitlichen Selbstversuchen.

Fazit

Wir könnten noch lange so weitermachen und die Trennkost nach Dr. Hay, die vielen *Glyx*-Diäten, das FdH *Friss-die-Hälfte*-Programm, das drei Milliarden US$ schwere *Weight-Watchers*-Imperium und sogar die absurde *Turbo-Fettkiller-Diät* von Richard Turner hier untersuchen. Doch als kluge Leser haben Sie anhand der vorangegangenen Diätbeispiele sicher schon längst verstanden, worum es geht. Ich würde mich daher nur wiederholen. Lassen Sie uns lieber kurz die Essenz aus dem Ganzen destillieren. Alle bekannten Diäten gehören zu mindestens einer der folgenden Kategorien, meistens zu mehreren gleichzeitig:

- „**Manichäer**“: Wie bei der frühchristlichen Sekte der Manichäer im 4. Jahrhundert n. Chr. herrscht ein strenger Dualismus. Es gibt „gute“ und „böse“ Nahrungsmittel, und die Diät-Manichäer finden für uns heraus, welche als einzige dazu geeignet sind, uns schlank ins Paradies zu führen.

- „**Rasputin**": Es sind die selbsterklärten Magier unter den Diät-Predigern, die esoterische Substanzen oder Prinzipen entwickelt haben, mit denen sie uns schlankzaubern wollen.
- „**Bocuse**": Sie sehen in Diäten vor allem eine Form von neuer Kochkunst.
- „**Junkie**": Das sind Dealer von ganz profanen und exoterischen Nahrungsersatz- oder -ergänzungsmitteln, die uns zu Junkies machen möchten.
- „**Big Brother**": Diese totalitären Diät-Regime versprechen uns, dass alles gut und schlank wird, wenn wir uns nur für den Rest des Lebens mit Körper und Geist ihrer wohlwollenden Diktatur unterwerfen.

Mit all diesen Diäten ist es wie mit der Hellseherei. Wenn sie tatsächlich funktionieren würde, gäbe es schon längst keine Lotterien und Wettbüros mehr. Wenn die herkömmlichen Diäten tatsächlich funktionieren würden, wären alle Menschen schon längst schlank. Dass die Hellseherei so wenig funktioniert wie die bisherigen Diäten hindert beide nicht daran, ausgezeichnete Geschäfte zu machen und immer neue Wachstumsmärkte zu erschließen. Warte mal... Das bringt mich auf eine Idee! Wie wäre es mit einer neuen, ganzheitlichen „Hellseher-Diät"? Das hat doch Potential! Vielleicht schreibe ich darüber mein nächstes Buch. Mit dem Vermögen aus den Verkaufserlösen baue ich dann einen soliden Strukturvertrieb mit Hellseh-Diät-Betreuern auf, die nach einer teuren Schulung in meinem Hellseh-Diät-Institut mit einem Koffer voller Kristallkugeln, Karten und Pendeln zu Ihnen nachhause kommen und Ihnen den leichtesten Weg zu Ihrem zukünftigen Gewicht zeigen. Den finden Sie natürlich nur mit meinen einzigartigen homöopathischen Kügelchen, die meine Betreuer immer dabeihaben. Die wiegen nicht viel und schließlich gibt es Globuli für alles, bis hin zu Elektrizitäts-, Uran-, und Sonnenfinsternisstrahlen. Billig wird das für Sie natürlich nicht, aber mit einer Hellsehergarantie wissen Sie wenigstens von Anfang an, dass Sie auf dem richtigen Weg sind. Mann, das isses!

So, genug gealbert. Jetzt wird's ernst. Ich hoffe, Sie haben bei der Sichtung des verminten Diät-Terrains auch etwas Spaß gehabt. Auf jeden Fall verfügen Sie damit jetzt über einen recht genauen Lageplan für den allgegenwärtigen Diät-Unsinn, den wir mit der Samurai-Diät unbedingt vermeiden wollen.

Wozu eine Samurai-Diät?

Wenn Sie sich inzwischen freimütig zum Hedonismus bekennen und über die elende Gesundbeterei der Diätindustrie lachen können, dann sind Sie bereit, sich mit den Anlässen und Zielen einer Samurai-Diät zu befassen. Es ist wichtig, dass Sie sich darüber gründlich Rechenschaft ablegen, denn wenn Ihre Motive nicht ehrlich und stark genug sind, dann wird Ihnen möglicherweise die Kraft fehlen, eine Samurai-Diät durchzustehen. Hier finden Sie eine Liste mit Beispielen, die mir bisher eingefallen sind. Sie können sie gerne erweitern.

- Schon der römische Dichter Publius Ovidius Naso, kurz Ovid genannt, schrieb im Jahre 1 v. Chr. in seiner damals skandalösen *Ars amatoria*, zu Deutsch *Die Kunst der Liebe*: „Magerkeit auch beweise die Liebe." Sie müssen auf der Suche nach einer neuen Liebe oder einem amourösen Abenteuer nicht unbedingt mager sein, aber ein kräftiger, gut belüfteter und durchbluteter Körper mit einem moderaten Gewicht teilt sich dem anvisierten Partner unmittelbar in Haltung und Selbstbewusstsein mit.
- Keinen Job oder Beziehungskrise, und deshalb dringendes Bedürfnis nach einem „Zwischenerfolgserlebnis".
- Vorstellungsgespräche, bei denen Sie in Topform erscheinen wollen.
- „Notbremse" ziehen, wenn Sie etwas aus den Fugen geraten sind. Das war meistens der Grund, warum ich die Samurai-Diät gemacht habe.
- Vorbereitung für sportliche Wettbewerbe aller Art, bei denen das Körpergewicht eine große Rolle spielt, etwa beim Boxen und in allen Kampfsportarten.
- Marathonvorbereitung – auch wenn ich selbst das nicht machen würde.
- Schauspieler, die innerhalb kurzer Zeit in „dünne" Rollen schlüpfen müssen. Der Schauspieler und Regisseur Till Schweiger hatte der Zeitschrift *Gala* anvertraut, dass er vor seinen Nacktauftritten in *Der bewegte Mann* ganze drei Monate brauchte, um sich in Form zu bringen und knackig auszusehen. Bei seiner sportlichen Konstitution hätte er mit der Samurai-Diät dasselbe in zwei Wochen geschafft.
- Schauspieler, die eine „dicke" Rolle wieder loswerden wollen.
- Rheumatische Beschwerden, denn die Kombination von Fasten und Sport ist ideal für die Verbesserung der Skelettmuskulatur und der Gelenke.
- Keine Kleidung mehr in der aktuellen Größe, Hand in Hand mit dem Unwillen, viel Geld für eine neue Garderobe auszugeben.
- Wichtige geschäftliche Verhandlungen, in denen Sie topfit sein müssen.
- Drogenentzug, insbesondere Alkoholentzug oder -reduzierung. Letzteres ist bei mir immer ganz automatisch Folge der Samurai-Diät gewesen.
- Gewichtszunahme vermeiden, nachdem Sie das Rauchen aufgehört haben.
- Vermeidung von drohender Diabetes – allerdings nur für Personen, die nicht *schwer* übergewichtig sind und die

körperlichen Mindestvoraussetzungen mitbringen (siehe die Kapitel *Worauf Sie achten müssen!* und *Wie Sie sich vorbereiten sollten*).

- Therapie gegen Allergien, denn es *könnte sein* – das ist eine noch ungesicherte Vermutung –, dass die gesteigerte Myokinproduktion durch Muskelbelastung und der Umbau des Stoffwechsels während der Samurai-Diät einen positiven Einfluss auf Allergien hat.
- Abwehr von Depressionen, denn der körpereigene Endorphin- und Serotoninspiegel während der Samurai-Diät ist sehr hoch und die intensiven psychischen Erfahrungen können in der Summe ein großes Erfolgs- und Befreiungserlebnis sein.

Frauen als Diät-Samurai

Diesem kurzen Kapitel möchte ich vorausschicken, dass bisher sichere Erkenntnisse fehlen, ob und wie sich die Samurai-Diät bei Frauen auswirkt. Das Nachfolgende sind also nur erste Vermutungen, die auf der Extrapolation meiner Erfahrungen und meines Wissens über männliche und weibliche Physiologie beruhen. Es ist nur ein bescheidener Anfang, und ich werde meine Hypothesen so vorsichtig wie möglich formulieren.

Doch erst einmal die Frage: Hat es jemals weibliche Samurai gegeben? Ist das nicht an den Haaren herbeigezogen? Als ich 2011 das erste Manuskript für die Samurai-Diät verfasste, da hatte ich mir darüber keine Gedanken gemacht, weil ich nicht davon ausging, dass es solche japanischen Amazonen je gegeben haben könnte.

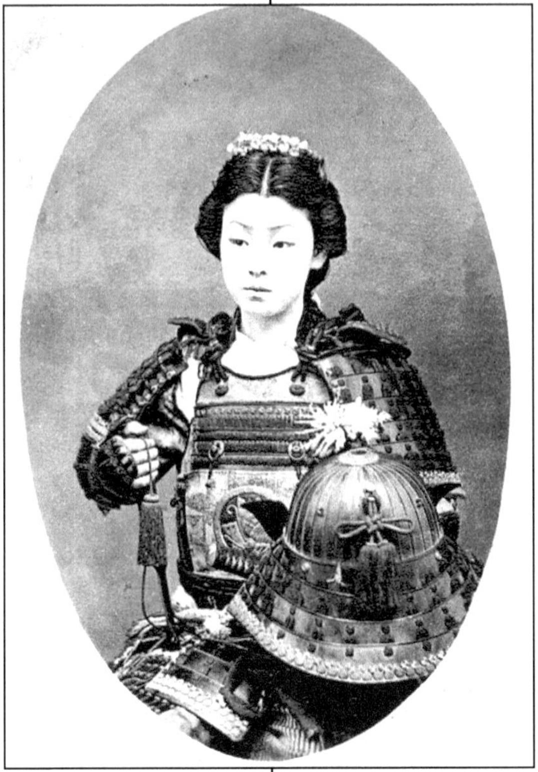

In der Zwischenzeit habe ich zu meiner großen Überraschung entdeckt, dass Frauen als Samurai in der japanischen Geschichte nicht einmal eine Seltenheit waren. Man nannte sie *Onna bugeisha*, Frauen-Kriegerinnen. Sie waren in der Regel die Ehefrauen von Samurai, die ebenfalls an den Waffen ausgebildet wurden, um im Kriegsfall das Haus, die Familie und ihre Ehre zu schützen. Auf dem Foto von 1870 ist eine Kabuki-Schauspielerin zu sehen, die eine Samurai-Rüstung angelegt hat. Zu diesem Zeitpunkt waren die Samurai und die weiblichen Samurai allerdings schon Geschichte.

Die letzte Samurai-Dame, wenn man so sagen darf, war Takeko Nakano (1847-1868). Sie war nicht nur in den Kampfkünsten gut ausgebildet und hatte im Boshin-Krieg gekämpft, dessen dramatische Darstellung wir aus dem Kinofilm *Der letzte Samurai* mit Tom Cruise kennen. Sie führte auch ein Corps von zwanzig weiteren Kriegerinnen an und ist auf dem Feld einen ehrenhaften Tod gestorben, was den männlichen Samurai wegen der langen Friedenszeit seit über 250 Jahren verwehrt war. Frauen als Diät-Samurai sind als nicht ganz unrealistisch.

Die Samurai-Diät scheint a priori wie geschaffen für gesunde, kräftige Männer mit mehr oder weniger Übergewicht. Dieser Eindruck täuscht nicht, denn es gibt tatsächlich ein paar Einschränkungen für Frauen. Zunächst beträgt der Muskelanteil am Körpergewicht bei Frauen 25 bis 35%, bei Männern sind es dagegen 40-50%. Zudem ist der Muskelaufbau für Frauen erheblich schwieriger als für Männer, da sie kleinere Mengen des muskelbildenden (anabolen) Hormons Testosteron produzieren. Zum Glück! Denn sonst wären Damenbärte die Regel. Das bedeutet bei einer bewegungs- und kraftbetonten Schlankheitskur wie der Samurai-Diät allerdings, dass es bei gleicher Dauer und Leistung gar nicht zu identischen Resultaten kommen kann. Zur Erinnerung: Wir setzen für eine 14-tägige Samurai-Diät bei einem täglichen Lauftraining von einer Stunde plus 30 Minuten Gymnastik und Krafttraining als Standardergebnis 10 Kilogramm Gewichtsabnahme. Doch zum einen sind auch 8 Kilogramm Gewichtsverlust in zwei Wochen schon rekordverdächtig und werden mit keiner anderen Diät erreicht. Zum anderen haben die Samurai-Frauen immer noch die Möglichkeit, einfach das Laufpensum zu erhöhen, denn da gibt es praktisch keine Deckelung. Wenn Sie also, verehrte Damen, statt nur einer Stunde etwa 1,5 Stunden oder etwas mehr laufen, dann werden Sie wahrscheinlich auch das Standardergebnis erreichen. Dann gilt es noch, einen wichtigen Grundsatz zu berücksichtigen: Jeder Mensch ist anders. Auch bei Frauen variiert der Muskelanteil am Körpergewicht sowie die Fähigkeit zur Testosteronproduktion erheblich. Verlassen Sie sich daher auf Ihr Körpergefühl! Wenn Sie sich als Frau mit einer großen Körperkraft gesegnet fühlen, dann vertrauen Sie – unabhängig von Ihrem Gewicht – ruhig darauf, dass Ihre Muskulatur gut ausgeprägt ist. Der optische Eindruck kann nämlich täuschen. Da Frauen in der Regel einen höheren Körperfettanteil als gleichgewichtige Männer haben, sieht man ihre Muskulatur nicht oder zumindest nicht so deutlich. Dazu kommt noch, dass die wichtigsten Muskelpartien für eine gelingende Samurai-Diät nicht die des Oberkörpers sind, schon gar nicht die für das Imponier- und Balzgehabe der Männer so wichtigen Oberarme, sondern die großen Gesäß- und Oberschenkelmuskeln. Wenn Sie außerdem bereits die Erfahrung gemacht haben, dass Ihr Körper schnell stärker wird, sobald Sie ihn belasten, dann nutzen Sie diese gute Grundlage. Erinnern Sie sich daran, dass die Frauen in der Frühzeit der Menschheit gemeinsam mit den Männern zur Jagd gegangen oder vielmehr gelaufen sind.

Eine weitere Besonderheit, wenn Frauen die Samurai-Diät machen, ist ihr Menstruationszyklus. Während der Regel verbietet sich eine Samurai-Diät schon wegen des Blutverlusts, wie gering er auch sein mag. Sie werden, wenn Sie nicht gerade Wonder-Woman sind, in dieser Zeit auch gar nicht die Kraft und die Nerven haben, um in so eine harte Schlankheitskur einzusteigen. In der Woche nach der Regelblutung laufen Sie dagegen körperlich zur

Höchstform in Ihrem Zyklus auf. Deshalb liegt der ideale Beginn einer Samurai-Diät für Frauen vermutlich **zwischen dem 5. und 10. Tag nach der letzten Regel**. In der Schwangerschaft darf eine Samurai-Diät auf keinen Fall gemacht werden! Der Stress für den weiblichen Körper wäre massiv, eine **Mangelversorgung des Fötus** zwangsläufig. Ganz grundsätzlich gilt: Denken Sie nicht einmal daran, während der Schwangerschaft abzunehmen, ganz gleichgültig mit welcher Diät!

Ich hoffe, das waren wenigstens ein paar nützliche Hinweise für Sie, liebe Damen. Wenn das Konzept weiterentwickelt ist, wird es sicher bald eine spezielle Darstellung der Samurai-Diät für Frauen geben. Es wäre mir eine große Freude, wenn Sie dazu mit Ihren Erfahrungsberichten beitragen könnten.

Worauf Sie achten müssen!

Die Samurai-Diät ist ein einzigartiger Eingriff in das Stoffwechselgeschehen Ihres Körpers. Er ist radikal und birgt als solcher auch Gefahren. Es sind nicht viele, aber Sie müssen sich ihrer unbedingt bewusst sein.

Grundsätzlich rate ich Ihnen vor der Samurai-Diät zu einer **ärztlichen Untersuchung**, wenn Sie auch nur den geringsten Zweifel an Ihrem gesundheitlichen Zustand haben. Da die Ärzte die Samurai-Diät noch nicht kennen, sollten Sie sich wie zum Zweck einer Fastenkur durchecken und zusätzlich Ihre Leistungsfähigkeit für Jogging oder Ausdauerlauf untersuchen lassen. Wichtig sind dabei Ihre Blutwerte, die alle im Normalbereich liegen sollten, sowie die einwandfreie Funktion Ihrer Herzklappen.

Wenn Sie rheumatische oder arthritische Beschwerden in den Fuß- oder Kniegelenken haben, dann ist eine **Samurai-Diät ausgeschlossen!** Diese Gelenke werden besonders stark belastet. Auch wenn sie am Ende der Diät erheblich entlastet werden durch ein geringeres Körpergewicht und eine bessere Durchblutung, so müssen Sie doch von Anfang an voll funktionsfähig sein.

Achtung Lebensgefahr! Es gibt eine einzige Sache, die man bei der Samurai-Diät, wie auch beim Fasten, auf keinen Fall machen darf. Wenn Sie mitten in der Samurai-Diät, also nach der Stoffwechselumstellung auf ausschließliche Fettversorgung, plötzlich den Nahrungsverzicht abbrechen möchten, sollten Sie auf keinen Fall mit einem T-Bone-Steak, einem Rinderfilet oder einer Portion von feinstem Tartar anfangen. Das Fastenbrechen, ob plangemäß oder unvorhergesehen, darf **nicht mit Fleisch** geschehen, schon gar nicht, wenn es blutig oder roh ist. Magen und Darm sind noch nicht vorbereitet für die Verdauung von tierischem Eiweiß. Es würden Giftstoffe gebildet, die lebensgefährliche Koliken hervorrufen können.

Bei **extremem Übergewicht** sollten Sie auf keinen Fall die Samurai-Diät ausprobieren! Vor allem, wenn Sie keine ausgeprägte Skelettmuskulatur haben, dafür aber einen hohen Körperfettanteil. Es wäre zu gefährlich, vor allem für Ihre Kniegelenke und das Herz-Kreislaufsystem. Sie sollten vor einer Samurai-Diät unbedingt eine herkömmliche Fastenkur oder Diät machen, um auf ein akzeptables Trainingsgewicht zu kommen. Das können Sie ganz einfach feststellen: Wenn Sie in der Lage sind, einen gemächlichen Dauerlauf mindestens 30 Minuten lang durchzuhalten, dann sind Sie soweit.

Wie Sie sich vorbereiten sollten

Neben der prinzipiellen Gesundheit und Beschwerdefreiheit ist die wichtigste Voraussetzung für die Samurai-Diät, dass Ihr

Bewegungs- und Stützapparat auf die Aufgabe vorbereitet ist. Das ist nicht immer sofort gegeben, und wenn Sie einen Kaltstart in die Samurai-Diät machen, dann kann es schmerzhaft werden. Je höher Ihr Gewicht ist und je niedriger Ihr sportliches Leistungsniveau, desto wichtiger ist die vorherige Anpassung.

Das gilt in besonderem Maße für Personen, die noch nie zuvor sportlich aktiv waren, also auch nicht in der Jugend oder Kindheit. Wer tatsächlich zu keinem Zeitpunkt in seinem Leben Sport in irgendeiner Form betrieben hat, dem fehlt nicht nur die erforderliche Muskelmasse, sondern auch die gesamte Muskelstruktur. Deshalb folgende Regel: Wer bisher über eine völlig unsportliche Biographie verfügt, der muss **mindestens drei Monate vor dem Samuraifasten mit dem Sport beginnen.** Ganz oben im Programm muss das **Laufen** stehen, dabei idealerweise in Kombination mit Schwimmen, Radfahren, Yoga, Gymnastik, Rudern oder Hanteltraining. Wichtig ist die **Kombination von Ausdauer- und Kraftsport**. Das soll noch nicht gezielt zur Gewichtsverminderung dienen, sondern zur Ausbildung eines Minimums an Muskulatur, die man für das Samuraifasten braucht. Denn der komplette Muskelaufbau innerhalb des Samurai-Diät würde auch den stärksten Willen überfordern.

Am Ende müssen Sie **mindestens 30 Minuten laufen** können, sonst hat es keinen Sinn, mit der Samurai-Diät zu beginnen. Das ist das absolute Minimum. Besser wäre es, wenn Sie in der Lage sind, jeden Tag 60 Minuten zu laufen, ganz egal wie schnell oder langsam, denn das ist die Standardlaufdauer der Samurai-Diät. *Wie* Sie laufen sollten, das erfahren Sie im Kapitel *Die Technik des Laufens*, denn dabei können viele Fehler gemacht werden, die zulasten des Resultats der Samurai-Diät und möglicherweise sogar Ihrer Gesundheit gehen.

Es wurde bereits erwähnt, dass es ein **neuro-muskuläres Gedächtnis** gibt, mit dessen Hilfe sich die Muskeln nicht nur an einmal antrainierte Bewegungen „erinnern" können ohne den koordinierenden Eingriff des Gehirns – Hochleistungssport oder auch nur Tanzen wäre ohne diese feine Erfindung der Natur gar nicht denkbar. Es „erinnert" sich auch an jede einmal erreichte **Form der muskulären Ausprägung**. Ich hatte mein Kampfsport-Training zwei Mal mehrere Jahre lang unterbrochen. Doch der erneute Muskelaufbau, den man für Vollkontakt, das heißt echten Kampf mit Brustpanzer, Kopf- und Tiefschutz braucht, um das eigene Körpergewicht wirklich *zum Fliegen zu bringen* und für den ich ganz am Anfang zwei Jahr brauchte, verlief extrem schnell. Dieses Muskelgerüst wird bei der Samurai-Diät jedes Mal wieder aktiviert, und das funktioniert nur, weil die Muskulatur sich an ihre einmal bereits erreichte Form erinnert. Sportler wissen das schon lange, doch diese Tatsache ist erst seit kurzem auch wissenschaftlich bestätigt. Mit in-vivo-bildgebenden Verfahren, also Kameras, die in den lebenden und aktiven Muskel eingeführt werden, konnte erstmals beobachtet werden, dass die Muskelzellkerne, die während des Kraft- und Belastungstrainings erstmals gebildet werden, auch über längere trainingsfreie Zeiten erhalten bleiben, vermutlich sogar für den Rest des Lebens. Wenn der entsprechende Muskel dann erneut trainiert und belastet wird, beginnen die Zellkerne sofort mit der Proteinsynthese für den Muskelwiederaufbau, so dass das Volumen und die Kraft schnell zunimmt.

Eine weitere günstige Vorbereitung könnte es sein, wenn Sie eine einwöchige herkömmliche Fastenkur ausprobieren. Dabei können Sie sich an die erheblichen physischen und psychischen Veränderungen gewöhnen, die bei einem so massiven Eingriff in die Stoffwechselroutinen auftreten. Hinweise dazu finden Sie im Kapitel *Die Technik des Fastens*.

Wenn Sie gerne **Alkohol**, **Nikotin** und **Koffein** konsumieren, dann sollten Sie diese kleinen Laster idealerweise eine Woche vor der Samurai-Diät einstellen, denn jedes dieser Genussmittel erzeugt seine eigenen kurzfristigen Entzugserscheinungen. Es ist unnötig, diese mit in die Diät hineinzunehmen, während der Sie schon mit anderen körperlichen und psychischen Herausforderungen konfrontiert sein werden. Das Rauchen von Zigaretten ist während der Samurai-Diät am strengsten abgeraten, für Alkohol sind kleine Ausnahmen möglich und bei Koffein verhält es sich ganz anders, denn das ist unter bestimmten Bedingungen nicht einmal schädlich, sondern sogar empfohlen. Bitte lesen Sie dazu die Abschnitte im *Glossar der Tipps und Tricks*.

Zelebrieren Sie den letzten Einkauf! Es gibt ein paar Dinge, die Sie für die Samurai-Diät brauchen werden.

- Besorgen Sie sich ein **Diät-Tagebuch**, in dem alle Tätigkeiten, Erfahrungen und Erlebnisse notiert werden. Berichten Sie so ausführlich wie möglich über Gewichtsveränderungen – dazu am besten eine kleine Tabelle erstellen –, tägliche Laufdauer, Art, Anzahl und Dauer der täglichen Gymnastik- und Kraftübungen, Eindrücke, Gedanken und körperliche Veränderungen. Notieren Sie sich auch die Tipps und Tricks, die Sie für sich entdeckt haben. Dieses Tagebuch ist nicht nur wichtig, um Ihre Fortschritte in der laufenden Diät zu dokumentieren, sondern vor allem als Ausgangspunkt für Ihre nächste Samurai-Diät.
- **Abführmittel**; lesen Sie dazu das folgende Kapitel *Die Technik der Samurai-Diät*.
- Ein **Körperwaage**, die möglichst auf Gramm genau misst. Die Zusatzfunktionen der Messung von Körperfett und Wassergehalt ist auch nützlich und interessant, aber nicht erforderlich.
- Eine **Wärmflasche** hilft Ihnen in kühlen Jahreszeiten und wenn Sie sowieso leicht frieren, denn die Wärmeproduktion des Körpers ist während der Samurai-Diät niedriger als im Alltag.

Eine der größten Herausforderungen beim Fasten ist der Verzicht auf die vielen Geschmäcker, die wir gewohnt sind und mit denen wir uns täglich belohnen. Vor allem bei längerem Fasten wird der einseitige Geschmack zu einer Zumutung. Ich habe das Fasten schon mehrmals und auch einmal die Samurai-Diät vorzeitig abgebrochen, weil ich das Einerlei der Aromen nicht mehr ertragen konnte. Deshalb ist es wichtig, dass Sie sich mit den erlaubten Nahrungsmitteln eine möglichst breite Geschmackspalette im salzigen und süßen Bereich zulegen.

- Decken Sie sich mit verschiedenen **Teesorten** ein. An erster Stelle sollten Früchtetees, Hagebutten-, Kamille-, Pfefferminz-, Rotbusch- und grüner Tee stehen. Mit den verschiedenen Geschmackssorten können Sie die Tageszeiten markieren, z. B. morgens Früchtetee, um 5 Uhr nachmittags Rotbuschtee mit dem Aroma Sahnecaramel und später am Abend Pfefferminztee. Jetzt kommt eine Überraschung: **Auch schwarze Teesorten sind erlaubt!** Es gibt überhaupt keinen Grund, warum Sie darauf verzichten sollten. Schwarzer Tee enthält in der Regel zwar mehr Koffein als grüner Tee, aber Koffein als solches ist nicht nur unschädlich während der Samurai-Diät, sondern wohltuend und unterstützend. Für schwarzen Tee gilt dasselbe wie für Kaffee, was Sie im Kapitel *Glossar der Tipps und Tricks* nachlesen können. Und nun gleich die zweite Überraschung: **Sie dürfen alle Tees mit Süßstoff süßen!** Das ist völlig unschädlich. Auch dazu erfahren Sie mehr im Glossar und im Kapitel *Kampf den Jo-Jo-Ninjas*.

- Auch **Fruchtsäfte** sind während der Samurai-Diät erlaubt und sogar wichtige Nährstofflieferanten. Alle Säfte sollten zuckerfrei sein und mit Wasser 1:1 verdünnt als Schorlen getrunken werden, da sie meistens angedickt sind und fester Nahrung nahe kommen. Der Darm sammelt die Schwebstoffe und füllt sich allmählich damit, was nicht ganz vermieden, aber durch Verdünnung zumindest hinausgezögert werden kann. Am besten ist naturtrüber Apfelsaft, denn er enthält alle wichtigen Mineralien, insbesondere Kalium. Auch Ananas-, Birnen- und Kirschsaft sind willkommene Abwechslungen auf der Geschmackspalette. Alle Säfte sollten verdünnt getrunken werden,

- Eine besondere Rolle spielt **Sauerkrautsaft**. Er ist ein guter Salzlieferant und seine Milchsäure ist so etwas wie ein Pflegemittel für den Darm, der sich gerade von seiner jahre- und jahrzehntelangen Schwerstarbeit erholt. Die ein bis zwei Gläser Sauerkrautsaft pro Tag sind ebenfalls eine echte Erfrischung der Geschmacksnerven.

- **Bonbons, Fruchtgummis und Kaugummis** müssen alle zuckerfrei sein. Es gibt heutzutage viele leckere Sorten davon, ich mag besonders Cherry Mint und Zitronenmelisse. So können Sie den schlechten Geschmack im Mund wirksam beseitigen und die Kaubewegung wirkt möglichen Hungerattacken entgegen.

- Sie können auch alle gängigen Gemüsesorten einkaufen, um täglich oder in größeren Abständen eine **Gemüsebrühe** zu kochen. Putzen und waschen Sie das Gemüse gründlich und kochen Sie es nicht länger als 15 Minuten. Keine der Zutaten sollte zerfallen und sich auflösen. Mit einem Sieb schöpfen Sie das Gemüse ab und übrig bleiben sollte ein klarer Sud, den Sie mit etwas Salz wie eine Suppe essen. Eigentlich bräuchte ich es gar nicht zu erwähnen, denn es tritt ganz von selbst ein, aber: Genießen Sie jeden Löffel! Es wird eine wichtige Erinnerung für Sie, was für eine großartige Sache warmes, würziges Essen ist. Und ein Trost in der Zeit der Samurai-Diät, in der Sie auf feste Nahrung verzichten müssen.

- Es ist nicht erforderlich, aber Sie können die Samurai-Diät durchaus mit zusätzlichen **Mineralien und Vitaminen** unterstützen – und wenn es nur dazu dienen sollte, dass Sie sich sicherer fühlen. Diese beiden Nährstoffgruppen sind keinesfalls schädlich und Überschüsse werden einfach über den Urin ausgeschieden. Angesichts des ehrgeizigen Laufprogramms würde ich, wenn überhaupt, ein Mineral empfehlen, nämlich **Magnesium**. Es unterstützt die Muskeln, macht sie leistungsfähiger und hilft bei der Abheilung von Mikrofissuren, die wir als Muskelkater zu spüren bekommen. Das kann in der Samurai-Diät eine Rettung sein, wenn Sie sich überanstrengt haben. Persönlich habe ich allerdings nur selten zusätzliche Mineralien oder Vitamine während der Samurai-Diät zu mir genommen, sie sind also wirklich nicht notwendig. Die verdünnten Säfte, die selbstgemachte Brühe aus frischem Gemüse und der Sauerkrautsaft beinhalten alles, was Sie in dieser Zeit brauchen. Den Rest metabolisiert der Körper – und das grenzt an ein Wunder! – ganz alleine aus dem überschüssigen Fett zu Wärme, Bewegungsenergie, Muskelmasse und Glukose für das Gehirn.

- Für Ihr Krafttraining brauchen Sie eine oder zwei **Hanteln** mit verstellbaren Gewichten. Die Hanteln sollten so schwer sein, dass Sie sie auch schwer empfinden! Das heißt, Sie sollten in der Lage sein, die Gewichte stehend mit dem Unterarm **nicht mehr als 10 bis 20 Mal zu stemmen** und zur Schulter hochzuziehen. Dann sind sie schwer genug, um Ihre Muskulatur gut zu belasten und zu überlasten, damit Sie neue Muskulatur aufbauen können. Ich benütze seit vielen Jahren eine 12-Kilogramm-Hantel. Anfangs habe ich sie 30 Mal mit jedem Arm gestemmt, inzwischen schaffe ich das locker 60 Mal – und sollte deshalb das Gewicht um 2 bis 3 Kilogramm erhöhen. Eine Hantel ist auch nützlich als Gegengewicht bei Rumpfbeugen bzw. Sit-Ups oder Crunches, unter dem Sie die Füße einklemmen können, wenn Ihr Oberkörper, wie in meinem Fall, schwerer ist als Gesäß und Beine zusammen.

Techniken der Samurai-Diät und die Samurai-Formel

Es gibt genau zwei Techniken, die Sie zumindest in Ansätzen beherrschen sollten, wenn Sie eine Samurai-Diät erfolgreich hinter sich bringen wollen. Es sind die Technik des Fastens und die Technik des Laufens. Beide sind umfassend, komplex und die Bücher darüber füllen Regale. Doch wir wollen daraus keine Wissenschaft machen. Deshalb werde ich Ihnen hier nur die Grundlagen kurz vorstellen, sofern sie für die Samurai-Diät wichtig sind. Zur Vertiefung der beiden Themen Fasten und Laufen erhalten Sie einige ausgesuchte Literaturhinweise. Die Kenntnis dieser Quellen ist allerdings nicht erforderlich und schon gar nicht maßgeblich für den Erfolg der Samurai-Diät, denn das Wichtigste werden Sie bereits hier finden.

Technik des Fastens

Im Kapitel *Das Prinzip des Fastens* haben wir bereits gesehen, dass das Heilfasten für die Samurai-Diät von allem ideologischen und ästhetischen Ballast befreit und auf seine Hauptfunktion reduziert wird. Der geniale Trick des Fastens ist die Ausschaltung des Hungers über Zeiträume von Tagen und Wochen. Zugleich wollen wir die schädlichen Folgen des Fastens vermeiden, nämlich den Hungerstoffwechsel und den Abbau von Muskelmasse. Diese Abschirmung liegt aber nicht in der Fastentechnik selbst, sondern in der körperlichen Belastung, was in unserem Fall das Laufen ist, das im nächsten Kapitel behandelt wird. Deshalb geht es bei der Technik das Fastens nur um eine ganz einfache Sache, nämlich die **vollständige Entleerung des Magen-Darm-Trakts**. Sie signalisiert den definitiven Einstieg in das Fasten wie auch in die Samurai-Diät.

Sie können sich ein oder zwei Tage lang auf diesen Moment vorbereiten, indem Sie leichte, fettarme und ballaststoffreiche Kost zu sich nehmen, um das Verdauungssystem zu entlasten. Beim nächsten Schritt, der Darmentleerung, spielt es grundsätzlich keine Rolle, zu welcher Tageszeit Sie damit beginnen. In der Regel wird das **Fasten am Morgen begonnen**, aber es spricht nichts dagegen, die Darmentleerung am Abend vor dem Schlafengehen vorzunehmen. Das hat sogar den Vorteil, dass man am nächsten Tag bereits im Fastenzustand aufwacht, was sich durch einen leichten, meist angenehmen Schwindel bemerkbar macht.

Es gibt drei Arten, die Darmentleerung vorzunehmen. Am beliebtesten ist die Anwendung von **abführenden Salzen**. Bitter- und Glaubersalze sind günstig in der Apotheke zu bekommen. Davon werden 2 bis 4 TL in einem großen Glas mit lauwarmem Wasser gelöst eingenommen. Der Nachteil dieser Prozedur ist allerdings, dass das Gebräu absolut ekelhaft schmeckt und der abführende Effekt erst nach Stunden und dann meist überraschend eintritt. Dann geht aber alles sehr schnell und man sollte sich dringend in der Nähe einer freien Toilette aufhalten. Dasselbe gilt für das *F.X.-Passagesalz*, das nur teurer ist und dafür etwas besser schmeckt.

Die zweite Methode ist die Anwendung von **Klistieren und Einläufen**, wobei mit einer Pumpe, einer Spritze, einem sogenannten Irrigator oder über einen Schlauch aus einem hochgehängten Topf eine wasserbindende Flüssigkeit in den Mastdarm eingeleitet wird. Die abführende Wirkung tritt innerhalb einer halben Stunde ein. Klistiere sind die kleinere Form des Einlaufs, da sie aus wenig und konzentrierter Wirkflüssigkeit bestehen, etwa 100 bis 200 Milliliter. Einläufe können aus zusätzlichen 1 bis 2 Liter Wasser bestehen, die als Spülflüssigkeit dienen. Eine faszinierende Luxusvariante ist die **Colon-Hydro-Therapie**, die Heilpraktiker anbieten: der Darm wird von einer Maschine mit 60 bis 80 Liter warmem Wasser ausgespült und alle Inhalte werden geruchsfrei ausgeleitet. So eine Sitzung dauert etwa ein dreiviertel Stunde und kostet 70 bis 90 Euro. Danach ist man inwendig nicht nur sauber, sondern rein!

Die dritte und einfachste Methode ist die **Druckspülung mit klarem Wasser**. Dazu brauchen Sie nur den Duschkopf abzuschrauben, das Schlauchende fest gegen den Anus zu halten und den handwarmen Strahl so stark einzustellen, dass das Wasser in den Darm einschießt. Das ist anfangs ein seltsames und gewöhnungsbedürftiges Gefühl, wie kurz vor einem Durchfall. Sie können ruhig 1 bis 2 Liter Wasser oder mehr einleiten, abhängig von Ihrer Körpergröße. Fangen Sie jedoch langsam an, um diesen Vorgang kennenzulernen. Später gilt: Je mehr Wasser, desto besser, denn umso größere Abschnitte des Darms werden gründlich ausgespült. Wenn Sie so viel Spülwasser wie möglich eingeleitet haben, sollten Sie versuchen, es eine oder zwei Minuten drinnen zu behalten um den ganzen Körper zu schütteln oder hopsend durch die Wohnung zu laufen. Das sieht zwar albern aus, aber so werden die Darmtaschen und -zotten gründlich gereinigt. Auf der Toilette wird dann der Darminhalt mit dem ganzen Wasser entleert, was bis zu 10 Minuten dauern kann, da die Darmkontraktionen in mehreren Schüben kommen. Diese Prozedur wiederholen Sie zwei oder drei Mal, bis nur noch klares Wasser ausgeleitet wird. Ein gespülter Darm bringt tatsächlich ein ganz neues, interessantes Gefühl der Reinheit mit sich. Von den drei Methoden bevorzuge ich persönlich eindeutig die Drückspülung mit klarem Wasser. Sie geht mit Abstand am schnellsten – die ganze Prozedur dauert 30 bis 40 Minuten –, man hat das Einsetzen der abführenden Wirkung am besten unter Kontrolle und es werden keine Zusatzstoffe benötigt.

Die Darmentleerung Ihrer Wahl werden Sie während der zweiwöchigen Samurai-Diät vier bis fünf Mal durchführen. Das zweite Mal sollte am zweiten Tag stattfinden, weil dann die Mageninhalte alle in den Darm übergegangen und so bereit zur Ausleitung sind. Merken Sie sich: **Wie beim Fasten hängt der Erfolg einer Samurai-Diät vor allem von der Gründlichkeit und Häufigkeit der Darmspülung ab!** Nur wenn der Darm komplett entleert und blitzblank ist, funktioniert der Trick, mit dem das Hungergefühl ausgeschaltet wird.

Damit beginnt offiziell die Fastenphase. Die ersten zwei bis drei Tage sind für Anfänger ungewohnt und können sogar anstrengend sein. Der Körper muss sich von der Nahrungs- auf die Innenversorgung durch Körperfett umstellen. In dieser Zeit wird er unangenehme Gerüche erzeugen, die über den Schweiß und vor allem die Mundschleimhaut abgegeben werden. Auch das ist bei Fastenanfängern wesentlich ausgeprägter als bei Menschen, die regelmäßig fasten. Bei Hungerattacken können Sie einfach Tee oder Wasser trinken, das hilft sofort. Stellen Sie sich darauf ein, dass Ihre **Gefühlswelt in Bewegung** kommt. Ungewohnte Gedanken, Wünsche und Erinnerungen drängen sich auf und nachts können sich wilde Träume einstellen. Besonders intensiv sind **Fressträume**, bei denen Sie möglicherweise sogar ein schlechtes Gewissen mitträumen, weil Sie wissen, dass Sie eigentlich nichts essen dürfen. Das ist mir oft passiert und es ist ganz normal. Wenn Sie dann wieder aufwachen, dann freuen Sie sich, dass Sie doch standhaft geblieben sind.

Trinken Sie jeden Tag mindestens 2,5 bis 3 Liter Flüssigkeit! Das ist die wichtigste Regel während der Fastenphase, denn der Körper neigt schneller zur Austrocknung. Das können Sie an Ihrer Haut spüren. Damit unterstützen Sie auch Leber und Nieren beim Ausspülen der Verbrennungsprodukte des Körperfetts. Der Urin ist während des Fastens dunkler und hat einen stärkeren, fast beißenden Geruch von Ammoniak. Das ist völlig normal.

Die besondere Herausforderung der Samurai-Diät gegenüber dem Fasten ist der **sofortige Beginn des Bewegungsprogramms**. Laufen Sie vom ersten Tag an. Es ist schwer und der Körper will partout nicht vor die Tür, aber da müssen Sie durch! Man kann nicht so laufen wie sonst, wenn die Muskeln mit bereitstehenden Kohlenhydrat-Reserven aus der aufgenommenen Nahrung versorgt werden. Beim direkten und ausschließlichen Abbau von Körperfett zur Gewinnung von Energie gibt es mehr Stufen im Stoffwechselprozess, so dass der gesamte Vorgang mehr Zeit und auch zusätzliche Wärmeenergie erfordert. Deshalb ist der Lauf in der Regel langsamer, wie durch Watte. Es kann an manchen Tagen auch richtig anstrengend sein. Andererseits gibt es Tage, an denen der Körper sich wie geschaffen zum Laufen anfühlt und auch tatsächlich schneller ist als außerhalb des Fastens. Es gibt jedenfalls einen physiologischen Widerstand, den Sie gelegentlich zu spüren bekommen werden. Noch einmal: **Da müssen Sie durch!** Gewöhnen Sie sich an dieses Gefühl, das Ihnen wie Müdigkeit vorkommt, es wird Sie häufig begleiten. Es ist aber keine tatsächliche Müdigkeit, sondern nur die gestiegene Anforderung an den Kreislauf. Meistens wird es nach etwa 20 Minuten besser, wenn der Körper aufgewärmt ist und der Citratzyklus sich auf den Abbau von Fett eingestellt hat. Die selbst erzeugte Körperwärme unterstützt die bessere Metabolisierung von Körperfett zu Muskelenergie.

Das **Fastenbrechen** ist auch nicht so dramatisch und kompliziert, wie es in den meisten Fastenbüchern dargestellt wird. Machen Sie sich einfach ein Brot mit Quark oder essen Sie einen Apfel. Kauen Sie diese ersten Bissen gründlich, damit sie gut vorbereitet in den Magen kommen. Außerdem ist das ein Moment größten Genusses! Es ist Ihre Belohnung. Eine halbe Stunde später ist Ihre Verdauung wieder angelaufen. Eigentlich kann man zum Fastenbrechen alles essen – **außer rohem und blutigen Fleisch!** Einmal habe ich das Ende der Samurai-Diät gleich in einem italienischen Restaurant mit Vorspeise, viel Pasta und Rotwein gefeiert. Das war natürlich nicht besonders schlau, aber köstlich und es ist keinerlei Gefahr damit verbunden.

Das ist alles, was Sie über das Fasten wissen müssen. Wenn Sie die Fastentechnik gründlicher studieren möchten, dann kann ich Ihnen das exzellente Buch *Wie neugeboren durch Fasten* von Hellmut Lützner empfehlen, das 2010 in einer überarbeiteten Neuauflage bei Gräfe & Unzer erschienen ist. Mit diesem Buch arbeite ich seit zwanzig Jahren.

Technik des Laufens

Auch hier bestünde eine große Verlockung darin, aus dem Laufen eine Wissenschaft zu machen. Der Laufexperte Herbert Steffny hält dagegen überhaupt nichts von der deutschen Leidenschaft für Laufanalysen, Blutwert-, Puls- und Laktatmessungen. Er setzt lieber auf das KISS-Prinzip, *Keep it simple and stupid*. Laufen ist eine einfache Sache, die kein Schnickschnack braucht. Es ist im ursprünglichsten Sinne des Wortes unsere *Natur*, denn wir sind die erfolgreichsten Lauftiere der Evolution. Entscheidend ist ein gesundes Körpergefühl und dass Sie **oft, lange und langsam laufen**. Steffny selbst hat als junger Mann bis zu 300 Kilometer pro Woche trainiert. Wenn Sie die Samurai-Diät machen, sollten Sie mindestens 50 bis 70 Kilometer pro Woche laufen, was je nach Ihrer Geschwindigkeit 5 bis 10 Stunden Laufzeit entspricht. Das ist das Minimum, und je länger Sie laufen, desto besser wird das Ergebnis der Samurai-Diät. Hier nur ein paar wichtige Tipps, damit Sie das Laufen effizient und gelenkschonend einsetzen.

Haltung

Eine leichte Vorwärtslage unterstütz den Vortrieb, vor allem, wenn das Laufen schwer fällt. Sie sollten nicht von einem Schritt in den anderen „plumpsen", das ist schlecht für den Rücken und für die Knie. Immer etwas Spannung im Oberkörper behalten und versuchen, die Kraft für den Schritt und den Vortrieb aus den Gesäßmuskeln zu holen, nicht nur aus den

Oberschenkeln und schon gar nicht durch das einfache Vorwärtsschwingen der Unterschenkel (siehe *Beinarbeit*).

Armarbeit

Sie werden ganz natürlich mit den Armen schwingen, und zwar immer im Gleichtakt mit dem gegenüberliegenden Bein. Anders kann man gar nicht laufen. Wichtig ist allerdings, dass Sie die Arme nicht zu stark anwinkeln und zu den Schultern hochziehen, wodurch sie auch weniger schwingen oder sogar am Brustkorb festkleben. Das kann Ihnen ganz schnell einen steifen Hals und schmerzende Schultern bescheren, die Sie mehrere Tage lang nicht loswerden. Deshalb sollten Ihre Ober- und Unterarme **immer einen rechten Winkel bilden** und richtig schön aus der Schulter heraus gerade nach vorne – nicht schräg vor Brust und Bauch! – pendeln. Sie können in diesem Schwung auch noch die Schultern und das Becken gegeneinander drehen, dabei die Schulter mit dem schwingenden Arm *gerade nach vorne* drehen, aber *nicht hochziehen*. Wenn Sie dann noch einen sauberen Oberschenkellauf hinkriegen und Arme, Schultern und Beine im Gleichtakt zueinander schwingen, dann werden Sie sehen, wie viel Kraft und Eleganz Sie in jeden Schritt legen können! Diesen athletischen Laufstil werden Sie nicht lange durchhalten und er ist auch für einen richtigen Dauerlauf gar nicht empfohlen (vor allem die Schulterdrehung nicht), aber probieren Sie ihn ruhig immer wieder einmal aus. Wie Sie überhaupt alle möglichen Stile und Bewegungsabläufe ausprobieren sollten, um Ihren eigenen Rhythmus und Ihr Maß zu finden.

Beinarbeit

Es gibt den anstrengenden und kräftigeren Oberschenkel- und den sparsameren Unterschenkellauf. Sie werden wahrscheinlich die meiste Zeit im Modus des Unterschenkellaufs bleiben, doch der Oberschenkellauf ist anzustreben, da er der korrekte und effizientere Laufstil ist. Versuchen Sie, bei jedem Schritt erst das jeweilige Knie mit dem Oberschenkel anzuheben, den Unterschenkel nachschwingen zu lassen und dann den Fuß mit der ganz Fläche abzusetzen. Das ist zwar anstrengender als die energiesparende Form des Laufens, bei der Sie nur die Unterschenkel nach vorne schwingen, Knie und Oberschenkel aber kaum bewegen. Doch erstens ist Energiesparen kein Ziel der Samurai-Diät, Sie sollen vielmehr so viel Fett wie möglich in Wärme und Bewegungsenergie umsetzen. Zweitens ist der Unterschenkellauf mit niedrigem Kniehub, auch Stechschritt genannt, nicht nur ein deutliches Zeichen für einen ungeübten Läufer, sondern er kann auch orthopädische Schäden nach sich ziehen, weil das Knie unnötig belastet wird. Wenn Sie *richtig* laufen, dann stärken Sie nicht nur Ihre Ausdauerfähigkeit, sondern belasten auch die Muskulatur des Oberschenkels und vor allem des großen Gesäßmuskel besser. Dadurch wiederum werden diese beiden größten Muskeln des Körpers stärker ausgeprägt, können besser wachsen und schließlich mehr Myokine und BDNF produzieren, was Sie in der Zeit der Samurai-Diät beides dringend brauchen, da sonst der *Muskel-Hirn-Deal* nicht funktioniert. Sie werden es vor allem als Anfänger wahrscheinlich nicht schaffen, einen sauberen Oberschenkellauf mit größerem Kniehub auf Dauer durchzuhalten, denn manchmal ist dafür während der Samurai-Diät einfach nicht genug Energie abrufbar. Das ist auch gar nicht schlimm. Doch versuchen Sie immer wieder, in diesen Laufstil reinzukommen und ihn so lange wie möglich durchzuhalten. Selbst etwas Kniehub ist besser als gar keiner. Außerdem können Sie nur so die Füße korrekt absetzen und den Fersenlauf oder Stechschritt vermeiden.

Fußarbeit

Sie haben sicher schon oft gehört, dass man den Fuß beim Laufen ganz abrollen soll. Dieser Laufstil, bei dem die Ferse zuerst aufgesetzt wird, ist allerdings nur für richtige Dauer- und Marathonläufer mit niedrigem Körpergewicht geeignet. Als Anfänger und vor allem mit Übergewicht sollten Sie **mit dem Mittelfuß aufsetzen**. Später, wenn Sie etwas trainierter sind und die ersten fünf bis acht Kilogramm weggeschmolzen sind, können Sie auch versuchen, ab und zu mit den Fußballen aufzusetzen. Aber Vorsicht! Das belastet die Unterschenkelmuskulatur stärker und kann schnell zu Muskelkater führen. Am besten, Sie spielen mit den Varianten, sobald Sie das Gefühl haben, über genügend Kraft und Körperkontrolle zu verfügen.

Überhaupt ist es wichtig, dass Sie viel ausprobieren und dabei immer wieder Haltung, Bewegung und Krafteinsatz variieren. Das hilft Ihnen, das individuelle Bewegungsprofil herauszuarbeiten, das zu Ihnen passt.

Zeit statt Strecke

Laufen Sie nicht nach abgemessenen Strecken, sondern nach Zeit. Es ist nicht wichtig, wie weit Sie kommen, sondern dass Ihr Körper möglichst lange im Laufzustand gehalten wird, dass er schwitzt und arbeitet. Die Strecke, die Sie laufen, wird sowieso immer länger in derselben Zeit, je mehr Sie abgenommen haben, denn Sie werden immer schneller. Man sagt, dass 1 Kilogramm Körpergewicht ungefähr 1% der Geschwindigkeit ausmacht. Wenn Sie also mit Ihrem Anfangsgewicht in einer Stunde 8 Kilometer gelaufen sind, werden Sie nach 5 Kilogramm Gewichtsverlust – und das haben Sie in der Regel schon nach fünf Tagen geschafft – in derselben Zeit 8,5 Kilometer laufen. Ganz von selbst.

Laufschuhe

Leisten Sie sich für die Samurai-Diät ein paar gute Laufschuhe. Im Fachhandel werden Sie dazu gut beraten. Ihre Schuhe sollten gut gedämpft und für den **Mittelfußlauf** ausgelegt sein. Erklären Sie dem Verkäufer, dass Sie keinen Marathon laufen wollen, aber häufige Trainingseinheiten von ein bis zwei Stunden planen. Die für Sie geeigneten Schuhe liegen dann in der Preisklasse von 100 Euro aufwärts.

Laufen zu jeder Tageszeit und bei jedem Wetter

Ich dachte früher, dass Laufen doch in allen möglichen Situationen ungesund ist, etwa bei falschem Wetter, bei Müdigkeit, zu spät am Abend oder zu früh am Morgen, auf Asphalt statt auf Waldboden, mit vollem statt mit leerem Bauch und so weiter. Von diesen Annahmen hat mich erst Joschka Fischers Buch *Der lange Lauf zu mir selbst* befreit. Zu Regenwetter als Argument gegen das Lauftraining schrieb er nur trocken: „Nass wird man sowieso." Die einzige Einschränkung, die man gelten lassen kann, ist rutschiger Untergrund, etwa wenn der **Boden glatt und gefroren** ist. Dann sollte man definitiv nicht laufen und auch die ganze Samurai-Diät bei so einem Klima gar nicht erst anfangen. Die Verletzungsgefahr ist zu groß. Ich habe mir bei einem Sturz auf vereistem Boden einmal fast die Hüfte gebrochen und bin monatelang mit Schmerzen rumgelaufen.

Der **Morgenlauf** ist die etwas härtere Schule. Zunächst ist der Körper morgens nicht aufgewärmt durch Bewegung, selbst wenn man vorher etwas Gymnastik macht. Die ersten 10 bis 20 Minuten des Laufens sind daher verhältnismäßig anstrengend, weil man sich noch kalt und lahm fühlt. Dafür geht man am Ende des Laufs gut vorbereitet, von der Sauerstoffdusche erfrischt und natürlich auch etwas stolz auf die erbrachte Leistung in den Tag. Ein Nachteil ist, dass man sich morgens häufig unter Zeitdruck fühlt und deshalb nur so lange läuft, wie es der geplante Tagesablauf, der Arbeitsbeginn oder der erste Termin zulassen. Ich bin die meiste Zeit auch morgens gelaufen und habe diese Gedanken immer im Hinterkopf gehabt.

Der **Abendlauf** hat die beiden großen Vorteile, dass die Anlaufschwierigkeiten geringer sind, weil der Körper von der Bewegung tagsüber aufgewärmt ist, und dass man *Zeit* hat. Das sollten Sie nicht unterschätzen, denn es kann sein, dass Sie sich an manchen Abenden richtig fit fühlen und ohne Weiteres eine halbe Stunde oder mehr drauflegen könnten. Da Sie während der Samurai-Diät nicht oder nur wenig ausgehen und Ihre Familie sich darauf eingestellt hat, dass Sie für ein paar Tage nicht mit am Tisch essen, steht dem dann nichts im Wege. Es macht aber auch den Kopf freier, Sie können Ihren Gedanken besser „freien Lauf" lassen. Außerdem erzeugt der Lauf am Abend eine herrliche Bettschwere. Sie werden danach vorzüglich schlafen und haben am Morgen die Muße, langsam und ohne drückende Pflicht zum Sport aufzustehen.

Die generelle Empfehlung bei allen herkömmlichen Diäten oder Laufprogrammen zum Abnehmen, dass man besser morgens laufen sollte, **gilt nicht für die Samurai-Diät!** Denn dabei wird immer argumentiert, dass der Körper morgens nur noch wenig Kohlenhydrate gespeichert hat und schneller auf Fettverbrennung umstellt als am Abend, wenn er schon zwei oder drei Mahlzeiten hinter sich hat. Das stimmt zwar, aber es trifft bei der Samurai-Diät eben nicht zu. Sie haben sowieso keine freien Kohlenhydrate mehr im Körper und die ausschließliche Fettverbrennung springt sofort an. Es gibt also keinen „Diät-Bonus" für den Morgenlauf, beide sind von ihrer Wirkung her gleichberechtigt – und der Morgenlauf ist dabei auch noch der psychisch und körperlich anstrengendere. Die Samurai-Diät ist hart genug, da müssen Sie sich das nicht auch noch antun. Mehr noch, während der Samurai-Diät sind **alle Tageszeiten gleichberechtigt**. Wenn Sie nachts nicht schlafen können, gehen Sie laufen! Wenn Sie an einem Nachmittag nichts zu tun haben und sich gut fühlen, gehen Sie laufen!

Intervalllauf

Das Beste, was Sie tun können, um Ihre Kondition schnell aufzubauen, ist der Intervalllauf. Suchen Sie sich auf der Laufstrecke einen Abschnitt von 50, 100 oder 200 Metern aus, auf dem Sie beschleunigen, also „einen Gang hochschalten". Das muss kein Sprint sein, aber die Schritte sollten größer ausfallen und mit Kraft und Nachdruck aus dem Gesäß heraus gelaufen werden. Dieses beschleunigte Laufintervall können Sie vorbereiten, indem Sie vorher ein bis zwei Minuten *hyperventilieren*, also schneller und tiefer atmen, als der normale langsame Lauf es erfordern würde. Damit laden Sie die Muskeln mit Sauerstoff auf und kommen beim schnellen Streckenabschnitt nicht so schnell aus der Puste. Wenn Sie zu den „ganz harten Hunden" zählen, dann können Sie am Ende des jeweiligen Laufs noch einen richtigen **Sprint** über 50 oder 100 Meter hinlegen und jubelnd die Arme hochreißen, wenn Sie über die gedachte Ziellinie schießen. Das macht Spaß!

Schmerzen

Ja, die gibt es auch, und zwar häufig, vor allem wenn Sie lange und intensiv laufen. Wenn Ihre **Brustwarzen** schmerzen von der Reibung an der verschwitzten Oberbekleidung, dann machen Sie einfach Pflaster darauf, die sie schützen. Wenn Ihre **Schenkelinnenseiten** oder der Schritt sich beim Laufen durch die Reibung aneinander, an der Unterhose oder an der Laufbekleidung erröten oder schmerzhaft entzünden, reiben Sie diese Stellen vor dem Laufen mit Ringelblumensalbe, Schweizer Melkfett oder Vaseline ein und danach mit fetter Hautcreme. Häufig kommt es zu moderaten **Gelenkschmerzen** in den Hüften, Knien und Fußgelenken. Da müssen Sie sich auf Ihr Körpergefühl verlassen, ob es sich um einen ganz normalen und vorübergehenden *Anpassungsschmerz* handelt, weil die entsprechenden Partien des Körpers noch nie derart beansprucht wurden, oder um einen tatsächlich *orthopädischen Schmerz* als Resultat einer Fehlstellung oder Entzündung. **Im letzteren Fall sollten Sie die Samurai-Diät auf jeden Fall abbrechen** und diesen Schmerz erst auskurieren oder behandeln lassen! Eine besondere Art von Schmerz ist der **Spannungsschmerz auf dem Schienenbein**. Er ist besonders lästig, aber in der Regel harmlos. Die Ursache ist wahrscheinlich eine leichte Reizung der Knochenhaut. Ich hatte ihn 2008 während meiner dreiwöchigen Samurai-Diät in Japan in wechselnder Intensität und es war häufig äußerst unangenehm. Aber ich stand das alles durch, um mein Ziel zu erreichen.

Trinken

Je nach Außentemperatur und Laufdauer, vor allem bei mehr als einer Stunde, kann es hilfreich sein, wenn Sie Flüssigkeit mit sich führen. Es gibt dafür spezielle Gürtel, in denen eine Flasche untergebracht werden kann. Sie haben dann auch Taschen für weitere Gegenstände wie Schlüssel oder Kleingeld. Sie können einfaches Leitungswasser nehmen, aber auch eine Vitamin- oder Magnesiumtablette darin auflösen, auch um einen besseren Geschmack im Mund zu haben. Wenn Sie allerdings solche Tabletten im Wasser aufgelöst haben, schütteln Sie die Flasche gut und lassen die gebildete Kohlensäure austreten. Sonst passiert das unbemerkt wären des Laufs und die Flasche kann dabei bis zur Hälfte ihres Inhalts verlieren.

„Quäl dich, du Sau!"

Der Spruch stammt von Udo Bölts, einem der erfolgreichsten deutschen Radrennsportler. Er rief ihn während der Tour de France 1997 in den Vogesen seinem Teamkollegen Jan Ullrich zu, der gerade schwächelte. Dann gewann er die Tour in der Gesamtwertung und wurde mit 23 Jahren der beliebteste Sportler Deutschlands. Diesen Satz sollten Sie sich selbst immer wieder zurufen, wenn Sie glauben, dass Ihnen das Laufen während der Samurai-Diät zu anstrengend ist. Als weiterführende Literatur zur Lauftechnik möchte ich noch zwei Bücher empfehlen, nämlich *Das große Laufbuch. Vom richtigen Einstieg bis zum Marathon* von Herbert Steffny (Südwest Verlag 2011) und *Forever young – Das Leicht-Lauf-Programm* von Ulrich Strunz (rororo 2006).

Übergewicht ist Trainingsgewicht

Die Kapitelüberschrift enthält schon die ganze Botschaft: Betrachten Sie Ihr **Übergewicht als Ihr persönliches, zusätzliches Trainingsgewicht!** Sie kennen doch diese Leute, die beim Laufen extra Sandsäcke an den Fuß- und Handgelenken tragen. Oder besser noch die französischen Fremdenlegionäre, die mit Rucksäcken voller Steinen über Klippen und Felsen springen müssen. Das können Sie sich sparen. Um einen Eindruck zu bekommen, mit wie viel zusätzlichem Trainingsgewicht sie ausgestattet sind, packen Sie die Differenz zwischen in Ihrem derzeitigen Ist-Gewicht und dem Soll- oder Wunschgewicht in Form von Milchtüten, Kartoffelsäcken oder Hanteln in einen Rucksack und versuchen damit zu laufen. Nur hundert oder zweihundert Meter, vielleicht auch eine Treppe hoch. Dann setzen sie den Rucksack wieder ab. *So* werden sie sich fühlen, wenn Sie dieses Übergewicht loswerden. Dabei wird es Ihnen helfen, weil es Ihr Training viel anstrengender macht. Zugleich – und das ist sehr wichtig! – wird dieses Trainingsgewicht mit jedem Tag leichter, weil Ihr Körperfett sprichwörtlich wegschmilzt. Dieses Erlebnis des rapiden Gewichtsverlusts bei gleichzeitig wachsender Kraft und Ausdauer ist ein Teil des Selbstverstärkungseffekts, der mit der Samurai-Diät ausgelöst wird und der eine wichtige Hilfe ist, um die körperlichen und psychischen Belastungen zu ertragen und durchzustehen.

Kennen Sie die Szene aus *Krieg der Sterne*, in der Luke Skywalker die erste Unterweisung in seiner Ausbildung zum Jedi-Ritter erfährt, indem er mit seinem Meister Yoda auf dem Rücken durch den Dschungel laufen muss? Genau das ist es! Wenn ich es recht überlege, hätte die Samurai-Diät auch **Jedi-Diät** heißen können. Den Anfängern würde Meister Yoda zuerst streng und wissend sagen: „Das Gewicht ist mit dir!" Die erfolgreichen Absolventen der Jedi-Diät könnte er dagegen mit einem zufriedenen „Die Macht ist mit dir!" verabschieden.

Gymnastik und Krafttraining

Das Laufen beansprucht und entwickelt – wenn Sie es richtig machen! – vor allem die Bein- und Gesäßmuskulatur. Das Ziel der Samurai-Diät ist allerdings nicht, Sie in ein reines Lauftier mit muskulösen Schenkeln zu verwandeln, ähnlich einem Tyrannosaurus Rex, der oberhalb seiner mächtigen Beine nur zwei verkümmerte Ärmchen hatte, deren Zweck bis heute nicht geklärt ist. Die Samurai-Diät ist vielmehr eine ausgezeichnete Gelegenheit, um auf der Basis Ihres überschüssigen Körperfetts die gesamte Skelettmuskulatur aufzubauen, insbesondere Arm-, Brust-, Bauch- und Rückenmuskulatur. Deshalb zunächst ein paar Worte zur gesamten Muskulatur.

Der menschliche Körper hat 639 Muskeln, die im Zusammenspiel mit den Knochen und Gelenken jede Bewegung erst möglich machen. Es werden zwei Typen von Skelettmuskelfasern unterschieden, die schnell kontrahierende Fasern (FT-Fasern) und die langsam kontrahierende Fasern (ST-Fasern). Die Anteile der beiden Typen von Muskelfasern sind bei jedem Menschen unterschiedlich. Muskeln sind die einzigen Organe im Körper, die sich zusammenziehen (kontrahieren) können. Im Zusammenspiel mit den Gelenken werden so die Knochen bewegt. Das Zusammenziehen ist aber schon alles, was der Muskel kann. Gestreckt wird ein Muskel erst wieder durch einen Komplementärmuskel. Beim Bizeps etwa ist es der Trizeps des Oberarmes. Alle unsere Bewegungen funktionieren nach diesem Prinzip von Zusammenziehen und Lösen. Der Auslöser der Skelettmuskelkontraktion ist das Gehirn, welches den Befehl über die Nervenfasern an die Muskelfasern weiterleitet, wonach die Kontraktion ausgelöst wird. Die Nervenfasern reizen nur so viele Muskelfasern, wie zur Ausübung der jeweiligen Bewegung benötigt werden. Jede einzelne Muskelfaser kennt nur zwei Zustände, zusammengezogen oder entspannt, konrahiert oder relaxiert. Eine Bewegung des Muskels beinhaltet demnach nicht unbedingt den Einsatz aller

Muskelfasern. Bei einer dauerhaften Bewegung werden die ermüdenden Muskelfasern durch die inaktiven abgelöst, bis alle Fasern schließlich im Einsatz waren. Danach müssen die ersten Fasergruppen zeigen, was noch in ihnen steckt. Dieser Vorgang wird je nach Krafteinsatz mehr oder weniger oft wiederholt bis schließlich die Muskeln streiken.

Da die Muskelfasern sich die Arbeit teilen, ist es wichtig, Kraftübungen bis zur Ermüdung des jeweiligen Muskel oder der Muskelgruppe durchzuführen. Erst die letzten Wiederholungen, wenn alle Muskelfasern bereits erschöpft sind, sorgen für den Reiz, der die Muskeln zum Wachstum anregt. Nur die Überlastung veranlasst den Muskel durch Anschwellen seiner Fasern, seine Kraft weiter zu steigern. Beim Wachstum der Muskeln handelt es sich also um ein Anschwellen und keine Zunahme der Anzahl der Muskelfasern. Alle Wiederholungen vor der völligen Erschöpfung der Muskelfasern dienen nur der Substanzerhaltung der Muskelmasse. Deswegen gilt auch hier: Quäl dich, du Sau!

Übrigens können Sie den häufig kolportieren Unsinn vergessen, dass man nicht schlanker wird, wenn man die Muskeln trainiert. Dieser Irrtum entsteht, wenn man nur das Gewicht berücksichtigt und ständig auf die Waage starrt. Wenn Sie Muskeln durch Training aufbauen und so neue Muskelmasse bilden, wird in der Regel gleichzeitig – und bei der Samurai-Diät stärker als sonst – Fett abgebaut. Muskeln sind bei gleichem Volumen aber etwa 1/3 schwerer als Körperfett. Ein Beispiel: Wenn Sie die Muskeln zwei Wochen lang trainieren und in dieser Zeit auch noch wenig essen, kann es sein, dass Ihre Waage einen Gewichtsverlust von nur zwei Kilogramm anzeigt. In Wirklichkeit haben Sie aber vielleicht drei Kilogramm Körperfett verloren und ein Kilogramm Muskelmasse dazugewonnen, dessen Volumen um 1/3 kleiner ist als das ersetzte Kilogramm Fett, das nicht auf Ihrer Waage erscheint. Das bedeutet auch, dass Sie das erreichte Gewicht am Ende der Samurai-Diät nicht als Netto-Fettverlust betrachten dürfen, denn der ist deutlich größer! Wenn Sie nach zwei Wochen 10 Kilogramm verloren haben, was Sie auf der Waage lesen können, dann setzt sich diese Gewichtsreduzierung zusammen aus beispielsweise 12 Kilogramm Fettverlust und 2 Kilogramm Zuwachs der Muskelmasse. Das bedeutet auch einen höheren Kalorienbedarf, da diese neuen Muskeln selbst im Ruhezustand mit Energie versorgt müssen. Dadurch erhöht sich der Grundumsatz, der die wichtigste Waffe gegen den Jo-Jo-Effekt ist.

Nun zu den Übungen. Grundsätzlich können Sie alle Kraft- und Gymnastikübungen machen, die geeignet sind, Ihre Muskulatur stark zu belasten, Ihre Bänder zu dehnen und Ihre Gelenke beweglich zu machen. Im Fitnessclub an den Geräten, mit Zirkeltraining oder Aerobic, mit anderen oder alleine: alles ist erlaubt, solange es anstrengend ist. Ich werde Ihnen nur ein paar ganz einfache Übungen empfehlen, die ich regelmäßig während der Samurai-Diät mache.

- Rumpfbeugen (Sit-ups) für Bauch- und Lendenmuskulatur
- Liegestütze (Push-ups) für Trizeps, Brust-, Bauch- und Schultermuskulatur
- Hanteltraining für den Bizeps
- Dehnübungen

Als erste Empfehlung: Nehmen Sie sich Zeit! Fangen Sie die Übungen langsam an und unterbrechen Sie ruhig, wenn es zwickt oder Schmerzen auftreten. Bei Rumpfbeugen (Sit-ups) etwa, wenn nicht die Bauchmuskulatur unter der Anstrengung ächzt, sondern der Rücken. Das hat keinerlei Trainings- und Muskelaufbaueffekt, sondern demotiviert nur. Machen Sie daher eine Pause, fangen Sie von vorne an und korrigieren Ihre Haltung, die möglicherweise für den Schmerz ursächlich war. Dann geht es schon viel leichter. Wenn Sie sich also 30 Rumpfbeugen vorgenommen haben, und Sie merken nach 10 oder 15, dass der Rücken schmerzt, hören Sie auf und machen für 3 bis 5 Minuten eine andere Übung, etwa Beindehnung oder Beckenkreisen. Dann fangen Sie wieder an und zählen von vorne. Sie werden sehen, dass Sie die 20 oder 15 noch fehlenden Rumpfbeugen viel leichter schaffen als die ersten 15. Seien Sie nicht überrascht, wenn Sie dann bei insgesamt 30 sind und tatsächlich noch Kraft für 5 weitere Rumpfbeugen haben. In diesem Fall ist ja wohl klar: Weitermachen!

Bei den Kraftübungen ist es auch wichtig, **tief durchzuatmen** oder wenigstens regelmäßig und viel zu atmen. Die Muskeln brauchen genug Sauerstoff, und den ganz schnell. Beim Krafttraining wird das Atmen oft vergessen, da es als weitere Anstrengung wahrgenommen wird, weil die Bauch- und Brustmuskulatur angespannt ist und gegen das Zwerchfell arbeitet, das für das Einatmen zuständig ist. Doch Sie sollten bei jeder Wiederholung einer Übung einmal ein- und ausatmen. Wenn Sie bei Rumpfbeugen oder Liegestützen ein paar Mal mit dem Atmen aussetzen, geht Ihnen sofort die Kraft in den Bauch- oder Arm- und Brustmuskeln aus. Konzentrieren Sie sich deshalb darauf, dass sich Ihr Brustkasten bei jedem Zyklus einmal hebt und senkt. Regelmäßiges Atmen ist entscheidend für ein erfolgreiches Krafttraining!

Auch zwischen den Kraftübungen, die unterschiedliche Muskelpartien beanspruchen, sollten Sie Pausen machen, in denen Sie tief durchatmen und dazu etwa Dehnungsübungen machen. Der Körper muss für die nächste Übung erst wieder seinen Sauerstoffgehalt im Blut normalisieren, bevor er mit voller Leistung in anderen Muskelbereichen weitermachen kann.

Notieren Sie von Anfang an in Ihrem Samurai-Diättagebuch, wie viele Wiederholungen Sie bei jeder Übung schaffen. So können Sie die Fortschritte beobachten, die Sie in den zwei Wochen machen werden, und die werden groß sein! Sie sollten Ihr individuelles Übungspensum **jeden Tag** absolvieren. Wenn Sie es an einem Tag unterschreiten, dann seien Sie hart zu sich und legen die fehlenden Wiederholungen am nächsten Tag einfach drauf!

Sie können die Übungen auch über den Tag verteilt wiederholen. Idealerweise machen Sie daraus eine kompakte Trainingseinheit von mindestens 30 Minuten vor dem Laufen.

Rumpfbeugen oder Sit-ups

Legen Sie sich mit dem Rücken auf einen Teppich oder eine andere weiche Unterlage und winkeln Sie die Beine leicht an. Dann heben Sie zuerst die Schultern, danach erst den restlichen Oberkörper vom Boden ab und ziehen die Schultern in Richtung der angewinkelten Knie. Sie rollen sich also im ersten Bewegungsabschnitt beim Sit-Up ein, damit zunächst nur die Bauchmuskulatur belastet wird, im zweiten Bewegungsabschnitt kommen dann zusätzlich die Lenden- und Beckenmuskeln zum Einsatz. Sie können die Hände an den Hüften anlegen, vor der Brust falten oder gegen die Schläfen halten. Je höher Ihr Arme und Hände gehalten werden, desto anspruchsvoller, belastender und effizienter ist die Übung. Was Sie **nicht** machen sollten: den Oberkörper gerade versteifen und als Ganzes in Richtung Knie hochziehen. Diese starre Bewegung belastet die Lendenmuskeln und vor allem die unteren Lendenwirbel zu stark und führt schnell zu Rückenschmerzen. Wenn Sie wegen des Übergewichts des Oberkörpers die Füße nicht am Boden halten können, dann klemmen Sie sie unter ein Möbelstück oder unter die Hantel(n) als Gegengewicht. Beim Einstieg in die Samurai-Diät sollten Sie diese Übung 10 bis 20 mal am Stück machen können. Nach zwei Wochen schaffen Sie dann wahrscheinlich 40 bis 50 Wiederholungen. Wenn Ihnen der richtige Sit-Up gar nicht liegt und Sie vielleicht von Anfang an Rückenschmerzen verspüren, dann können Sie in die leichtere Variante wechseln, die **Crunches** genannt werden. Dabei wird nur die erste Teilbewegung durchgeführt und ausschließlich die Bauchmuskulatur kontrahiert. Neigen Sie den Kopf dabei nicht, um in Richtung der Knie zu blicken, sondern sehen Sie hoch zur Decke und fixieren dort einen Punkt. Auch hier sollten die Schultern gerade bleiben, damit die ganze Kraft aus dem Bauchmuskel kommt.

Liegestütze oder Push-ups

Liegestütze gehören neben Klimmzügen (Pull-ups) zu den anstrengendsten Übungen, die Sie mit Ihrem eigenen Körpergewicht verrichten können. Deshalb sind sie seit dem Sportunterricht in der Schule gefürchtet und werden im Film regelmäßig in dem Moment eingesetzt, wenn selbst die härtesten Kerle beim militärischen Drill versagen. Zugleich sind Liegestütze mit Abstand das Einfachste und Beste, was Sie für Arm-, Brust-, Bauch- und Schultermuskulatur tun können. Sie legen sich dazu mit dem Bauch auf den Boden, setzen Sie die Hände flach neben den Schultern ab, Ellenbogen nach oben, versteifen den Körper und stemmen nun das ganze Gewicht mit den Armen hoch. Dabei ist entscheidend, dass Ihr ganzer Körper während aller Wiederholungen steif und gerade wie ein Brett bleibt. Sie können die Übung variieren, indem Sie ein Bein über das andere legen, was die

Versteifung von Ober- und Unterkörper fördert, oder die Hände etwas weiter auseinander absetzen, wodurch die Brustmuskeln stärker belastet werden.

Ungeübte Männer schaffen am Anfang 10 bis 20, Frauen meistens 5 bis 10 Wiederholungen. Wenn Sie am Ende der Samurai-Diät 30 bis 40 Liegestütze schaffen, dann haben Sie alles richtig gemacht und können bedenkenlos an einem Bootcamp der Marines teilnehmen. Ich habe mich im Laufe der Samurai-Diäten in den vergangenen Jahre so sehr an Liegestütze gewöhnt, dass ich inzwischen 80 bis 100 Wiederholungen in einem Durchgang schaffe.

Hanteltraining

Ihre Hantel sollte so schwer sein, dass Sie sie am Anfang nicht öfter als 10 bis 20 mal zur Schulter hochziehen können. Halten Sie dabei den Oberarm fest an den Oberkörper gedrückt, er sollte sich nicht bewegen. Versuchen Sie jeden Tag, die Zahl der Wiederholungen leicht zu erhöhen. Wenn Sie die Hantel am Ende der Samurai-Diät 30 bis 40 mal heben können, dann haben Sie alles richtig gemacht. Eine Variante zur Stärkung der Schultermuskulatur ist es, wenn Sie die Hantel mit angewinkeltem Arm neben der Schulter halten und sie dann in die Höhe stemmen, bis Ihr Arm nach oben gestreckt ist.

Dehnungsübungen

Es gibt keine bessere Zeit als die Samurai-Diät, um Ihre Sehnen und Bänder zu dehnen und die Gelenke elastischer zu machen. Denn der Gewichtsverlust in dieser Zeit gibt Ihnen jeden Tag mehr Spielraum für Bewegungen, die Sie vorher nicht ausführen konnten. Da der wichtigste Punkt des Samurai-Trainings das Laufen ist, sollten bei den Dehnungsübungen vor allem die Beine und Hüftgelenke flexibler gemacht werden.

Sie können zum Beispiel mit dem **Beckenkreisen** anfangen, wobei Sie das Becken so weit wie möglich nach vorne, seitlich und nach hinten mit Kraft rausdrücken. Die Übung soll so durchgeführt werden, dass sie anstrengend ist, Ihr Atem sich beschleunigt und der Körper sich für die nächsten Übungen aufwärmt.

Als nächstes können Sie in derselben Stellung, die Füße in Schulterbreite auf dem Boden, den **Oberkörper kreisen** lassen, Hände abgestützt in den Hüften, die unbewegt bleiben. Weiter in derselben Stellung drehen Sie nun Ihren Oberkörper so weit wie möglich nach links und nach rechts und lassen dabei Ihre Arme gestreckt schwingen, damit sie den Oberkörper weiter nach hinten ziehen, so dass Sie bei jeder Drehung hinter sich sehen. Fixieren Sie dazu am besten einen Punkt hinter sich an der Wand, den Sie bei jeder Drehung wieder sehen können. Führen Sie die Bewegung locker und mit Schwung aus, wie bei einem Tanz.

Danach können Sie sich mit geschlossenen Beinen nach vorn beugen, den Kopf in Richtung Knie, und versuchen, mit den **Fingerspitzen die Zehen zu berühren**. Dabei sind die Knie durchgedrückt und es sollte auf der Rückseite der Schenkel richtig ziehen. Bleiben Sie ruhig eine Weile in dieser Stellung und wippen ganz leicht und ohne Kraft, damit die Bänder sich allmählich an die Bewegung gewöhnen und sich dehnen können. Notieren Sie von Anfang an, wie weit sich Ihre Fingerspitzen den Zehen nähern können. Es ist ganz normal, wenn Sie nicht sofort bis ganz runter kommen, aber Sie können Ihre Fortschritte bei dieser Übung gut messen. Gegen Ende der Samurai-Diät schaffen Sie es vielleicht sogar, Ihre Hände flach auf dem Boden abzustützen.

Als nächstes setzen Sie sich auf den Boden, die Beine gerade nach vorne gestreckt oder in V-Form geöffnet. Versuchen Sie, sich mit Ihrem Kopf so weit wie möglich in Richtung der Knie zu beugen, dabei die Arme nach vorne gestreckt, um auch wieder die Zehenspitzen zu erreichen. Führen Sie diese Bewegungen langsam und ohne Kraft aus, das Körpergewicht alleine sollte dazu reichen. Bleiben Sie aber wieder in dieser Stellung und wippen ganz leicht mit dem Oberkörper, sodass es in den Beinen zieht.

Abschließend können Sie sich noch einmal hinstellen und mit den Beinen in die **Grätsche** gehen, wobei Sie die Beine erst seitlich spreizen, dann ein Bein nach vorne und das andere nach hinten. Versuchen Sie in beiden Stellungen mit dem Rumpf so tief wie möglich zu kommen und die Beine so weit zu spreizen, wie es geht. Es soll ruhig richtig schön ziehen an den Innenschenkeln. Notieren Sie wieder, wie beweglich und elastisch Sie in beiden Stellungen sind. Jeden Tag sollten Sie die Beine ein kleines Stückchen weiter spreizen können. Dann sind Sie bereits auf einem guten Weg zum **Spagat**.

Es gibt hunderte guter und nützlicher Dehnungsübungen. Wenn Ihnen die Elastizität Ihres Körpers besonders wichtig ist, dann empfehle ich Brad Walkers Buch *Anatomie des Stretchings. Mit der richtigen Dehnung zu mehr Beweglichkeit*, Riva 2009.

Die Samurai-Formel

Nachdem Sie die Samurai-Diät mit der Darmentleerung eingeleitet haben, notieren Sie noch Ihr Ausgangsgewicht, denn nur im leeren Zustand haben Sie damit einen zuverlässigen Vergleichswert. Es gilt folgende einfache Formel für den Standard-Gewichtsverlust während der zweiwöchigen Samurai-Diät:

1. - 5. Tag =
insgesamt minus 5 Kilogramm

Jeder weitere Tag =
minus 0,5 Kilogramm

Die starke Abnahme in den ersten Tagen erfolgt durch die Ausscheidung von Wasser, das im Gewebe gebunden ist. Danach geht es nur noch um Netto-Fettabnahme. Der Körper lebt ausschließlich von den Fettreserven, und je mehr Sport Sie machen, desto schneller schmelzen die Depots. Die Formel spiegelt auch den Kalorienwert wieder, den Sie täglich verbrennen müssen. Ein Kilogramm Körperfett speichert 7000 Kalorien. Um 0,5 kg Fett pro Tag zu verlieren, müssen Sie an diesem Tag 3500 Kalorien verbrauchen. Das liegt, je nach Körpergröße und Gewicht, deutlich über Ihrem durchschnittlichen Energieverbrauch, und kann nur durch das Sportprogramm erreicht werden.

Abweichungen von der Formel können etwa durch Kälte entstehen. Wer bei kaltem Wetter fastet, etwa im Januar oder Februar, der hat noch eine zusätzliche Herausforderung gewählt. Der Stoffwechsel ist von sich aus langsamer und man ist empfindlich gegen Kälte. Es lässt sich kaum vermeiden, dass man mehr Zeit zuhause unter einer Decke verbringt. Es klappt trotzdem, aber es mindert die Abnahmeformel um 1 bis 2 Kilogramm auf 14 Tage. Eine Abweichung ergibt sich natürlich auch, wenn Sie weniger laufen und Sport machen, als es für die Standard-Samurai-Diät vorgesehen ist. Sie sollten in 14 Tagen mindestens 14 Stunden laufen, was im Schnitt einer Gesamtdistanz von 110 bis 140 Kilometer entspricht. Natürlich können Sie die Strecke auch ungleichmäßig über die Tage verteilen, zum Beispiel zwei Tage hintereinander anderthalb Stunden laufen, um am dritten Tag eine Pause einzulegen. Das ist sogar ratsam, denn ungeübte Muskeln verhärten sich, wenn Sie keinen Ruhetag einlegen, und der Schmerz wird ihnen die Freude am Laufen verderben.

Glossar der Tipps und Tricks

Alkohol

Das wird Sie jetzt vielleicht schockieren, aber es ist kein Problem, während der Samurai-Diät auch einmal ein Glas Wein oder Bier zu trinken. Im Gegenteil, es ist sehr anregend und der Körper bedankt sich für die Enzyme und Mineralien. Natürlich sind da auch ein paar Kohlenhydrate enthalten. Ich hatte in Tokio nach zehn Tagen Samurai-Fasten eine Feier mit meinen europäischen Kollegen. Wir gingen in eine der herrlichen japanische Kneipen, genannt *Izakaya*, und tranken Bier, zum Schluss noch etwas *Shochu*, eine Art leichter Wodka mit 22% Vol., mein absolutes Lieblingsgetränk im Land der aufgehenden Sonne. Am nächsten Tages hatte ich den besten Lauf seit Beginn der Samurai-Diät. Mein Körper sagte „Danke!"

Ein anderer Aspekt ist die Umstellung auf das Nicht-Trinken für jene, die sonst regelmäßig, vor allem täglich Alkohol zu sich nehmen, sagen wir eine Flasche Wein oder mehrere Gläser Bier pro Abend – so wie ich. Das bedeutet zusätzlich zum täglichen Essen eine erhebliche Mehrzufuhr an Kohlenhydraten. Wenn man dann während des Fastens diese Aufnahme von Brennstoff einstellt, gibt es natürlich einen zusätzlichen *Craving*-Effekt. Zum einen wegen des gewöhnlichen Alkoholentzugs als Minderung einer Giftdosis, an die der Körper sich gewöhnt hat. Darüber hinaus aber auch wegen des Einschnitts in die Versorgung mit Kohlenhydraten. Da kann man nur sagen: *Da musst du durch!* Dieser zusätzliche Hunger nach Zucker, der nichts mit dem leeren Magen und Essen an sich zu tun hat, hört normalerweise nach zwei, spätestens drei Tagen auf. Man kann diesen Effekt auch umgehen, indem man einfach **eine Woche vor der Samurai-Diät zu trinken aufhört**. Das hilft ungemein, vor allem in Kombination mit dem beginnenden Lauftraining. Wie gesagt: Der Kaltstart in die Samurai-Diät ist möglich, aber härter und möglicherweise auch schmerzhafter.

Arbeiten

Es ist kein Problem und nicht einmal eine größere Herausforderung, während der Samurai-Diät zu arbeiten. Im Gegenteil. Wenn Sie gut beschäftigt sind, wichtige Aufgaben erledigen, einen geregelten Tagesablauf haben und dabei noch Geld verdienen, dann hilft Ihnen das während der Samurai-Diät. Es lenkt Sie ab von dem, was Körper und Geist eigentlich wollen, aber nicht dürfen: Essen! Günstig wäre es allerdings, wenn Sie die ersten drei bis vier Tage freihaben oder freinehmen können, etwa ein verlängertes Wochenende. Denn in dieser Zeit ist die Belastung und die Müdigkeit noch sehr groß. Danach geht es Ihnen schon viel besser. Außerdem sollten Sie darauf achten, die Samurai-Diät in einer Phase Ihres Arbeitslebens zu machen, die relativ stressfrei ist und Sie nicht zum Reisen zwingt.

Fastenkrise und -depression

Das Fasten ist für die Psyche ein äußerst aufwühlendes Erlebnis, nicht nur wegen dem, was das Gehirn zunächst als drohenden Hungertod interpretiert. Es werden verschüttete Erinnerungen ins Bewusstsein gerufen, ungewöhnliche Gedanken drängen sich auf und die Träume können intensiver werden. In dieser körperlich als existentiell erlebten Situation stellen sich plötzlich auch große Sinnfragen – und es gibt keine befriedigenden oder wenigstens beruhigenden Antworten. Solche Stimmungstiefs können von wenigen Stunden bis zu zwei Tagen andauern. Das müssen Sie aushalten! Lassen Sie sich nicht entmutigen, es geht bald vorbei. Wenn es allerdings länger als zwei Tage anhält, sollten Sie die Samurai-Diät abbrechen, denn dann stimmt etwas nicht. Sie brauchen, um eine Samurai-Diät zu absolvieren, schon zuvor ein sicheres Gefühl, dass Ihr Körper und vor allem Ihr Geist bereit ist, sich dieser Aufgabe zu stellen. Wenn Sie mit Zweifeln in die Samurai-Diät einsteigen, können genau diese der Anlass für eine Fastenkrise sein.

Eine Fastenkrise kann sich sehr schnell zu einer handfesten Depression ausweiten, ohne dass man den Grund dafür bemerkt. Ich habe das einmal erlebt. Als Student arbeitete ich in einer großen Anwaltskanzlei, wo eines nachmittags einer der Anwälte die bestandene Promotion zum Dr. jur. mit köstlichem Leberkäs, warmen Laugenbrezeln und dunklem König-Ludwig-Bier vom Fass feierte. Alle Mitarbeiter waren eingeladen. Natürlich trank ich nur Wasser und sah dem fröhlichen Gelage zu. Auf dem Heimweg, mit dem Fahrrad durch die schönen Isarauen, dachte ich über mein Leben nach und mir fiel plötzlich auf, dass ich noch nie wirklich etwas geschafft hatte, weit hinter meinen eigenen Zielen zurückgeblieben war und eigentlich auch gar keine echten Freunde hatte. Als ich zuhause ankam, war ich so niedergeschlagen wie noch nie in meinem ganzen Leben. Es gab nichts, wodurch ich mich ablenken konnte. Da rief ich meine Freundin an und erzählte ihr von meinem Zustand. Sie erkannte sofort, dass es eine Fastendepression war, ausgelöst durch die passive Teilnahme an der Feier in der Kanzlei und durch den unterdrückten Wunsch, bei diesen Leckereien doch zuzulangen. Sobald sie das ausgesprochen hatte, ging es mir schon besser. Also passen Sie auf! Anderen Menschen beim Essen zusehen kann anstrengend sein während der Samurai-Diät.

Haut

Die Haut ist das größte und funktionell vielfältigste Organ des Menschen. Es wird während der Samurai-Diät massiv beansprucht, einerseits durch das Schwitzen vom Laufen, andererseits durch die Austrocknung vom Fasten. Das kann zu Juckreizen an Beinen oder Rücken führen. Dazu kommt noch die Oberflächenverkleinerung. Wer 10 Kilogramm Körperfett verliert, der braucht auch nicht mehr so viel Haut. Logisch, oder? Nun ist die Rückbildung von überschüssiger Haut, was Frauen als Folgen der Schwangerschaft kennen, ganz unterschiedlich ausgeprägt. Es kommt zum einen auf die individuellen Hauteigenschaften an – trocken, feucht, fett, elastisch, brüchig, fein- oder grobporig –, und dann noch auf das Alter. Ab dem 35. Lebensjahr wird die Rückbildung von Haut langsamer, ab dem 50. Lebensjahr stellt sie sich allmählich ganz ein. Cremen Sie den ganzen Körper am besten jeden Tag einmal nach dem Duschen ein. Die Pflege der Haut sollte ernst genommen werden, zumal wenn Sie keine ausgesprochen feuchte oder gar fettige Haut haben.

Beim Laufen können einige Hautpartien besonders stark beansprucht und vor allem bei unzweckmäßiger Kleidung aufgescheuert werden. Etwa die Schenkelinnenseiten, wo sie die Unterhose berühren, oder die Brustwarzen, die am T-Shirt reiben. Das kann mit etwas Vaseline oder Melkfett verhindert werden. Vor dem Laufen einreiben und gegebenenfalls danach noch einmal, damit die Haut sich bis zum nächsten Tag regeneriert.

Hunger

Wenn Sie tatsächlich Hungerattacken und ein richtiges Ziehen im Magen verspüren, gibt es ein ganz einfaches Mittel: Trinken Sie eine oder zwei große Tassen Wasser oder Tee. Das hilft sofort.

Wenn das allerdings nicht hilft, dann ist der Enddarm wahrscheinlich mit Verdauungsresten gefüllt. Das kann daher kommen, dass Sie die ersten Darmspülungen nicht gründlich genug gemacht haben, oder dass sich aus den Schwebeteilchen der Säfte und Brühen eine kompakte Masse gebildet hat. In diesem Fall hilft eine erneute und gründliche Darmspülung.

Kaffee

Haben Sie schon einmal von einer Diät gehört, die zum Genuss von Kaffee rät? Nun, die Samurai-Diät dürfte die erste sein, und zwar aus guten Gründen. Denn Koffein hat ein paar vorzügliche Eigenschaften für den Stoffwechselprozess, speziell während der Samurai-Diät. Es geht dabei nicht einmal in erster Linie darum, dass es *wahrscheinlich* den Fettabbau anregt. Wahrscheinlich, weil die Wissenschaft die letzte Klärung dieser Frage bisher schuldig geblieben ist. Es wird vermutet, dass Koffein die Fettverbrennung fördert, indem es die Adenosinrezeptoren blockiert. Adenosin wirkt beruhigend und hemmt die Fettverbrennung. Damit unterstütz das dem Adenosin chemisch ähnliche Koffein die körperliche und geistige Leistungsfähigkeit. Ein weiterer Effekt ist die kurzzeitige Erhöhung des Blutdrucks, was während der Samurai-Diät gerade morgens äußert hilfreich und stimulierend sein kann, wenn der Lauf bevorsteht. Außerdem ist inzwischen nachgewiesen, dass Koffein einen vorbeugenden, wenn nicht sogar heilsamen Einfluss auf Diabetes, Alzheimer, Parkinson, Asthma und bestimmte Krebsarten hat.

Dabei ist jedoch zu beachten, dass es einen **großen Unterschied zwischen Filterkaffee und Espresso** gibt! Durch die schwächere Röstung der Bohnen und die längere Extraktionszeit im Durchlauffilter enthält Filterkaffee erheblich mehr Chlorogensäure als Espresso, was im Magen zu einer stärkeren Salzsäureausschüttung führt. Deswegen ist Espresso definitiv magenschonender, und das ist bei einem ganz leeren Magen wie während der Samurai-Diät wichtig. Es ist also nicht nur erlaubt, sondern geradezu ratsam, morgens etwa eine halbe Stunde vor dem Laufen einen einfachen, mit Wasser gestreckten Espresso **ohne Zucker** zu trinken. Ersetzen Sie den Zucker unbedingt durch *Süßstoff*, der auch nicht so böse ist, wie viele Zungen immer noch behaupten. Dazu kommen wir gleich. Jedenfalls ist Espresso während der Samurai-Diät eine willkommene Abwechslung, denn er unterbricht eine der größten Belastungen in dieser Zeit, nämlich das Fehlen von intensiven Geschmackserlebnissen. Das geschmackliche Einerlei von Tees, Säften und Suppen ist für mich persönlich immer die größte Herausforderung bei einer Samurai-Diät. Auf jeden Fall kann das Trinken von Kaffee, insbesondere von Espresso, in dieser Zeit ausdrücklich empfohlen werden.

Wenn Sie allerdings bereits Kaffeetrinker sind und ausgerechnet während der Samurai-Diät auf den Genuss von Kaffee in jeder Form lieber verzichten wollen, dann müssen Sie sich darauf gut vorbereiten. Denn Koffein macht, so günstig viele seiner Wirkungen auch sind, körperlich abhängig. Eine große englische Studie zur Frage, ob Kaffee tatsächlich einen wachmachenden und aufputschenden Effekt hat, kam zu dem typisch britisch formulierten Ergebnis, dass Kaffee nur eine einzige Wirkung nachgewiesen werden kann, nämlich dass er die Folgen von Koffeinabhängigkeit beseitigt. Wer also gar keinen Kaffee trinkt, wird morgens gar nicht erst so müde, dass er einen Kaffee braucht, um endlich in die Gänge zu kommen. Was auch immer von diesem Ergebnis zu halten ist, es gibt tatsächlich **Entzugserscheinungen**, wenn man den Kaffee nach jahrelangem regelmäßigen Genuss plötzlich absetzt. Die schlechte Nachricht: Meistens ist es ein stechender Kopfschmerz, der so stark werden kann wie eine Migräne. Es können sich aber auch Schlaflosigkeit, Gedankenrasen, Angst- und Depressionszustände einstellen. Die gute Nachricht ist, dass diese Symptome in der Regel nach zwei Tagen schnell abklingen. Weil ich diesen Zusammenhang noch nicht kannte, musste ich einmal, lange vor der Samurai-Diät, eine herkömmliche Fastenkur abbrechen. Wenn Sie also während der Samurai-Diät auf Kaffee verzichten wollen, dann machen Sie diese kleine Entziehungskur mindestens vier Tage vor Beginn der Diät. Gegen die Kopfschmerzen helfen normalerweise einfache Kopfschmerztabletten. Es gibt sicher auch Heilpflanzen oder homöopathische Mittel gegen die Symptome, aber damit kenne ich mich nicht aus. Das einfachste ist, Sie trinken doch eine Tasse Espresso und bleiben dem Koffein während der Samurai-Diät treu.

Kaltstart

Es ist möglich, aber besonders schwer,

eine Samurai-Diät ohne jede Vorbereitung zu beginnen. Das schwierigste Szenario ist folgendes: Jemand, der raucht, Alkohol und Kaffee trinkt und noch nie sportlich war, fängt an einem kalten Wintertag mit der Samurai-Diät an. Wahrlich, wer das macht, braucht einen Willen aus Stahl! Es wird schmerzhaft und nimmt den Charakter eines schweren Entzugs an. Aber nach schätzungsweise fünf Tagen kommt Land in Sicht.

Leberwickel

Leber und Nieren arbeiten vor allem zu Beginn der Samurai-Diät auf Hochtouren. Sie müssen die die Reststoffe der Protein- und Fettverbrennung ausscheiden, die intensiver und toxischer als die Kohlenhydratverbrennung ist. Deshalb wird der Urin dunkelgelb bis orange und riecht stark nach Ammoniak. Zur Unterstützung von Leber und Nieren können Sie aus drei Handtüchern Leberwickel bauen. Tauchen Sie ein Handtuch in heißes Wasser, wickeln ein trockenes Handtuch um Ihren Körper auf der Höhe der Leber, legen das nasse Handtuch darauf und darüber wieder ein trockenes Handtuch. Dann legen Sie noch eine heiße Wärmflasche auf die Handtücher und decken sich am besten zu. Im Liegen wird die Leber fast doppelt so stark durchblutet wie in aufrechter Haltung.

Mangelerscheinungen

Ernährungswissenschaftler sind sehr heikel mit dem Konzept der Mangelerscheinung, um nicht zu sagen betulich. Sie attestieren Mangelerscheinungen praktisch jeder Diät, deren Nährwerte nicht denen einer Vollwerkost entspricht – und dann eben auch keine Diät mehr ist. Ich konnte in zehn Jahren Samurai-Diät keine Mangelerscheinungen bei mir beobachten. Selbstverständlich sollten während der Samurai-Diät weder Kohlenhydrate, Proteine oder Fette zugeführt werden, wobei Kohlenhydrate sich nicht ganz vermeiden lassen. Sie stecken schon in den verdünnten Säften und Brühen, die man trinken sollte. Es spricht allerdings nichts dagegen, wenn Sie Mineralien und Vitamine zu sich nehmen, insbesondere wenn Sie die Samurai-Diät zwei Wochen oder länger machen wollen. Es kann aber durchaus auch einmal ein Glas alkoholfreies Bier sein. Dabei schadet es nicht einmal, wenn doch etwas Alkohol drin sein sollte.

Muskelkater

Es ist schwierig, als Untrainierter den Muskelkater gänzlich zu vermeiden, denn was für den jeweiligen Fitnesszustand zu viel ist, merkt man immer erst zu spät, nämlich wenn der Schmerz schon da ist. Es gibt hierfür also keine Regel, weil das bei jedem Menschen in Abhängigkeit seiner aktuellen sportlichen Leistungsfähigkeit und damit dem Grad, in dem seine Muskeln an Belastung gewöhnt sind, unterschiedlich ist. Ein paar Mythen sind inzwischen allerdings beseitigt.

- Der Muskelkater hat nichts mit Milchsäure zu tun, die sich in den Muskeln gebildet hat. Es sind vielmehr Mikrorisse im Fasergewebe, in denen sich Wasser ansammelt.

- Muskelkater ist nicht erforderlich für den Muskelaufbau.
- Es hat keinen Sinn und ist sogar schädlich, mit Muskelkater weiter zu trainieren, um ihn wieder loszuwerden.

Es gibt keine Behandlung, die das Abheilen von Muskelkater wesentlich beschleunigt, auch wenn Wärmebehandlungen und Massagen kurzzeitig angenehm sind. Magnesium kann dem Muskelkater allerdings in gewissen Grenzen vorbeugen.

Rauchen

Im Prinzip und vor allem aus hedonistischer Sicht wäre nichts dagegen zu sagen, aber leider ist Rauchen während des Fastens ein Vernichtungsfeldzug gegen die bloßliegende Magenschleimhaut. Das Rauchen regt die Ausschüttung von Magensäure an, die aber nichts zum Zersetzen findet außer den Magen selbst. So entstehen Magengeschwüre. Man soll ja aus guten Gründen schon nicht auf nüchternen Magen rauchen, aber **bei fastendem Magen ist Rauchen ein absolutes No-Go**.

Schlaf

Der Schlaf bekommt eine ganz neue Qualität. Viel tiefer, aber gelegentlich auch unruhiger und aufwühlender. Vor allem braucht man häufig eine Siesta, weil am frühen Nachmittag der Kreislauf ziemlich runter ist. Es kann darüber hinaus zwei Abweichungen von Ihrem normalen Schlafgewohnheiten geben: entweder Sie brauchen plötzlich **viel weniger Schlaf**, zum Beispiel 4 statt 8 Stunden, oder Sie **schlafen erheblich länger** als sonst. Ich habe beide Varianten erlebt und noch keine Regel dahinter erkannt.

Schmerzen

Während der Samurai-Diät treten schmerzhafte Beschwerden häufig und in ganz unterschiedlicher Form auf. Das geht von den Rücken- und Nierenschmerzen, wenn Sie das erste Mal fasten, über Knie- und Fußgelenkschmerzen zu punktuellen Schmerzen in den Waden, auf den Schienenbeinen oder im Oberschenkel und schließlich zu den Kopfschmerzen. Die meisten dieser Schmerzen verschwinden nach spätestens zwei bis drei Tagen. Bei den Schmerzen auf den Schienenbeinen und in Wade und Oberschenkel kann es sein, dass sie länger bleiben. Da müssen Sie durch! Diese Schmerzen sind unangenehm, aber kein Grund zum Aufhören. Meistens verschwinden auch sie nach einer halben Stunde Laufen, wenn der Körper aufgewärmt ist. Anders ist es bei dauernden und stechenden Gelenkschmerzen in den Füßen, Knien oder Hüften. Hier heißt es ganz klar **STOP!** Solche Schmerzen dürfen nicht ignoriert werden, weil Bewegung und Belastung hier mit einer gewissen Wahrscheinlichkeit verschlimmernd wirken. Rücken-, Nieren- und Kopfschmerzen gehören in gewissem Maß zu einem normalen Ablauf der Samurai-Diät, weil sie auch häufig Bestandteil des Fastens sind. Hier hilft viel trinken, ausruhen und warten.

Schwindelgefühle

Es wird Ihnen sicher öfter schwindlig werden. Das ist ganz normal, vor allem in den ersten Tagen und jedes Mal, wenn Sie sich plötzlich, schnell und kraftvoll bewegen müssen, etwa beim Aufstehen oder Treppensteigen. Das geht schnell vorbei. Ein Schwung kaltes Wasser oder eine Wechseldusche können bei etwas hartnäckigeren Schwindelanfällen meistens helfen. Sollten Sie jedoch Übelkeit verspüren oder starke Schweißausbrüche bekommen, dann nehmen Sie einen **Teelöffel Honig oder Traubenzucker** zu sich.

Sex

Normalerweise geht die Libido während des Fastens erheblich zurück, und zwar bei Mann und Frau gleichermaßen. Doch bei der Samurai-Diät kann das – muss aber nicht! – genau ins Gegenteil umschlagen. Vermutlich ist es ein Cocktail aus sportbedingtem Testosteron, ausgeschütteten Endorphinen und den Glücksgefühlen angesichts bereits erreichter Erfolge, der plötzlich und überraschend den Geschlechtstrieb verstärken kann.

Süßstoff

Mit Blick auf das weiter oben bereits behandelte Thema *Kaffee*: Wer kann schon einen Espresso schwarz trinken? Es ist einfach zu bitter. Wenn aber kein Zucker zugegeben werden soll, wie steht es mit Süßstoff? Regt der nicht den Hunger wieder an, wie die vielen selbst ernannten Experten und Heilkundler zu wissen glauben? Das gehört zu den vielen Ernährungsmythen, die im Umlauf sind, ähnlich wie der vermeintliche Zusammenhang von Süßstoff und Allergien. Nichts davon ist medizinisch belegt. Im Gegenteil. Wir kommen im Kapitel *Kampf den Jo-Jo-Ninjas* darauf ausführlich zurück. Süßstoff im Kaffee oder Espresso ist jedenfalls völlig in Ordnung und hilft, eine der größten Entbehrungen während des Fastens etwas zu mildern, nämlich das Einerlei des Geschmacks.

Trinken

Ganz einfach: Trinken Sie so viel wie möglich! Mindestens 2,5 bis 3 Liter Wasser, Tees und Säfte pro Tag.

Wetter

Das ideale Wetter für die Samurai-Diät ist im Frühjahr und Herbst, wenn die Temperaturen zwischen 15 und 20 Grad C° liegen. Je kälter es ist, desto größer wird die Herausforderung, denn der Körper produziert während der Samurai-Diät weniger Eigenwärme.

Kurz-, Normal- und Optimal-Variante der Samurai-Diät

1-3, 5-7 oder 10-14 Tage lang auf dem Weg des Samurai

Eine zweiwöchige Samurai-Diät könnte am Anfang eine zu große Herausforderung für Sie darstellen. Wenn Sie es vorsichtig und langsamer angehen wollen, dann empfehle ich Ihnen eine kürzere Phase vorzuschalten, damit Sie wissen, was Sie erwartet. Probieren Sie es einen Tag oder ein Wochenende lang aus, um die körperlichen und geistigen Belastungen zu spüren und Erfahrungen zu sammeln. Gewöhnungsbedürftig sind neben den Hungerfantasien vor allem die Schwächezustände beim Laufen. Denen liegt jedoch keine echte Ermüdung oder wirkliche Schwäche zugrunde, sondern sie signalisieren nur die Umstellung auf die für den Stoffwechsel anspruchsvollere Fettverbrennung. Lassen Sie sich davon nicht überwältigen. Ihre Parole heißt: Durchhalten! Es geht dem Körper nicht schlecht, so wie man es sich gerne einredet. Er arbeitet nur erstmals in einem Modus, den er noch nicht kennt. Dieses *Kennenlernen* ist für die Samurai-Diät besonders wichtig, denn je öfter Sie eine Samurai-Diät gemacht haben, desto leichter wird Ihnen der Einstieg fallen. Der Körper scheint sich nach mehreren Jahren mit Samurai-Diät geradezu darauf zu freuen, wieder in diesen Zustand zu kommen. Das ist jedenfalls meine Erfahrung.

In der Kurzvariante werden Sie allerdings noch nicht die Sonnenseite der Samurai-Diät genießen können, sondern studieren nur ihre härtesten Anforderungen. Denn erst nach zwei bis drei Tagen sind Sie richtig angekommen in der Samurai-Diät. Dann lassen Müdigkeit und Schmerzen nach, der Stoffwechsel hat sich umgestellt, und plötzlich können Sie Energien freisetzen, von denen Sie vorher gar nichts wussten. Die Normalvariante der Samurai-Diät über etwa eine Woche könnte auch besser in Ihr Arbeits- und Familienleben passen. Sie werden in dieser Zeit bis zu 5 Kilogramm Körperfett abbauen und 1 bis 2 Kilogramm neue Muskelmasse mit 1/3 weniger Volumen als das entsprechende Fett entwickeln.

Wenn Sie sich schon sicher sind oder einfach entschlossen genug fühlen, über die lange Distanz zu gehen, dann wagen Sie die zweiwöchige Samurai-Diät. Diese zwei Wochen werden Ihnen sehr lang vorkommen! Aber danach sind Sie ein anderer Mensch, nicht nur optisch. Wenn Sie diese harte Probe bestanden haben, dann fürchten Sie sich vor gar nichts mehr. Es kann sogar sein, dass Sie sich nach zwei Wochen so stark fühlen und noch über genügend Fettreserven verfügen, um ein paar Tage lang weiterzumachen. Das ist mir auch schon passiert. Dem steht im Grunde auch gar nichts entgegen. Also machen Sie noch weiter, wenn Ihnen danach ist!

Und jetzt geht's los!

Ich werde hier von einem Standardprogramm ausgehen, das jeden Tag durchschnittlich 30 Minuten Gymnastik und Krafttraining sowie 60 Minuten Laufen beinhaltet. Das ist das Leistungsprofil, mit dem Sie 10 Kilogramm Gewicht in 14 Tagen abnehmen können. Es geht allerdings auch mehr. Ich habe schon 12 Kilogramm in dieser Zeit verloren, indem ich an mehreren Tagen 90 oder sogar 120 Minuten gelaufen bin und das Krafttraining intensiviert habe.

1. Tag

Abschied vom alten Ich

Den überzeugendsten Einstieg in die Samurai-Diät habe ich in meinen Aufzeichnungen von 2004 gefunden. Ich gebe ihn hier nicht als Zitat an, denn ich habe sie um ein paar allgemeine Tipps und Betrachtungen erweitert. Nur der letzte Absatz kommt unverändert aus meinem Diät-Tagebuch.

Schockschwerenot! Gestern stieg ich auf die Waage, die mir eine bittere Wahrheit offenbarte: 100 Kilogramm Lebendgewicht, zehn mehr als noch vor drei Monaten. Diese Gewichtszunahme ist jedoch kein Mysterium, denn diesen Sommer habe ich die meiste Zeit im Biergarten verbracht. Ich habe ein Buch geschrieben, deshalb viel gelesen, Notizen gemacht – welcher Ort ist bei schönem Wetter dazu besser geeignet als ein Biergarten? – und abends am Computer gesessen. Nicht gerade Schwerstarbeit, eher eine Kaloriensammelaktion. Meine Hosen passen mir nicht mehr, oder wie ein Freund es einmal formulierte: Die bösen Kalorienmännchen haben meine Kleider enger genäht. Ich fühle mich plump und unattraktiv, obwohl ich weiß, dass ich objektiv immer noch ziemlich kräftig und ausdauernd bin. Diese Konstitution verschwindet aber langsam unter einer Schicht von Fett. Ich bekomme Ansätze zu Brüsten! So alt bin ich nun wirklich noch nicht, und an einem Östrogenüberschuss liegt es sicher auch nicht. Irgendwo muss das Fett sich aber anlagern, und neben den Hüften und der Bauchhöhle ist auch die Männerbrust ist ein guter Ort dafür.

Die gründliche Darmspülung am frühen Samstagmorgen ist das Zeichen für den Aufbruch. Die vollständige Darmentleerung ist nicht nur die wichtigste Voraussetzung für die Abschaltung des Hungers, sondern auch ein psychisches Erlebnis. Man fühlt sich – in Erinnerung an Clementine, die Werbeikone des Waschmittelherstellers Ariel in den 1970er Jahren – nicht nur sauber, sondern rein. Der Körper wird inwendig gesäubert und zurückversetzt in einen Zustand der gefühlten Unbeflecktheit und Unschuld. So ist er bestens vorbereitet, um aus seiner alten Hülle auszuziehen, die verfettet ist und immer schwerer wird. Zwei Wochen gebe ich mir für diese Befreiung, das muss reichen. Die Gefühlslage dabei ist zwiespältig. Einerseits empfinde ich große Entschlossenheit und Freude, denn ich weiß, dass es funktionieren kann. Andererseits ist da die

Ehrfurcht vor dem, was mir bevorsteht. Ich erinnere mich an die vorherigen Samurai-Diäten, an die schweren Stunden, an die Hungerfantasien, an das Laufen, das ich nur mit eisernem Willen und gegen alle Signale des Körpers durchstehen konnte. Aber auch an die großen Momente, an den ersten Lauf nach ein paar Tagen mit fünf Kilogramm weniger Gewicht, an die Wellen von Euphorie und vor allem: an das Resultat nach zwei Wochen.

Zum Frühstück gibt es nur ungesüßten Früchtetee. Dann kommen Gymnastik und Kraftübungen. Ich lasse mir viel Zeit dafür, mache aber jede Übung bis zu Erschöpfung, bis die Bauch- und Armmuskeln brennen. Eine besondere Herausforderung sind die Liegestütze. Sie fordern maximalen, gleichzeitigen und schnellen Krafteinsatz vieler Muskelpartien.

Danach geht's zum Laufen in den Park. Fühle mich benommen und nach einer Stunde stellen sich leichte Knieschmerzen ein. Das war zu befürchten, denn ich habe mich zu wenig vorbereitet. Doch in den nächsten 3 bis 4 Tagen werde ich Gewicht verlieren, so dass solche Belastungsschmerzen, die auch in den Fußgelenken, Oberschenkeln oder Hüften auftreten können, schnell wieder verschwinden.

Gut durchlüftet, aber mit einem milden Schwächegefühl, geht es unter die Dusche, wo ich erst einmal die Wärme genieße. Der kalte Guss am Ende weckt dann die Lebensgeister. Das ist sowieso etwas, das ich allen Menschen nur empfehlen kann: Nie ohne kalte Dusche aus dem Haus gehen! Es gibt nichts besseres für das gesamte Nerven- und Immunsystem, wie wir seit dem bayrischen Pfarrer Sebastian Kneipp wissen.

Danach geht es erfrischt weiter zum rituellen letzten Einkauf. Im Reformhaus kaufe ich verschiedene Frucht- und Gemüsesäfte, vor allem Sauerkrautsaft, Früchtetees in verschiedenen Geschmacksrichtungen, grünen Tee, zuckerfreie Bonbons und Kaugummis. Beim Gemüsehändler hole ich einen ganzen Korb voll Suppengemüse, aus dem ich in den nächsten Tagen die Brühe machen werde.

Mittags bin ich müde und erschöpft. Das ist ein guter Zeitpunkt für eine Siesta. Doch auch nach dem Schläfchen auf der Couch bin ich noch ganz matt, der Kopf ist leicht verwirrt. Das ist allerdings normal in der Umstellungsphase. Abends mache ich Notizen in mein Diät-Tagebuch. Dabei richte ich auch schon für die nächsten Tage folgende Rubriken ein:

- **Gewicht**, immer vor und nach dem Laufen gemessen
- **Gymnastik und Krafttraining**, das heißt die gesamte Dauer und die Zahl der Wiederholungen pro Übung
- **Laufen**, dabei Dauer, Laufgefühl, eventuelle Schmerzen und sonstige Vorkommnisse, etwa Wetter oder Probleme mit der Kleidung
- **Exerzitien und Meditationen**, denn in dieser Zeit wird man sehr nachdenklich und kann sich vielleicht besser als sonst auf die wichtigen Fragen des Lebens konzentrieren

- **Tätigkeiten**, also wie der Alltag gestaltet wurde, etwa mit Arbeit, Wandern oder Fernsehen
- **Lektüre**, wobei man dafür in der Regel erst nach drei oder vier Tagen genügend Konzentration hat

Freue mich auf die klare Brühe und genieße jeden Löffel. Es fällt mir allerdings schwer, die so lecker aussehende Gemüseeinlage in den Abfall zu befördern. Danach vielleicht noch ein kleines Gläschen Sauerkrautsaft. Vor dem Schlafen noch eine große Tasse mit grünem Tee.

Normalerweise wird der erste Tag nur von Schwindelgefühlen und leichten Erschöpfungszuständen begleitet. Der Einstieg in die Samurai-Diät kann allerdings auch viel leichter geschehen. Hier eine Aufzeichnung aus meinem Diät-Tagebuch von 2002, als ich langsam zu begreifen begann, dass diese Art des radikalen Fastens etwas Besonderes sein könnte. Von einem vollständigen Konzept und dem Begriff der Samurai-Diät war ich da noch weit entfernt.

> „Gedanken: Bin sehr überrascht, wie gut es beginnt. Der Lauf war wunderbar leicht, ich fühlte mich genau richtig. Das Fasten kann beginnen! Dann die Überlegung, dass das möglicherweise die Aufdeckung eines Geheimrezeptes wird. Wäre es nicht möglich, dass Fasten grundsätzlich viel einfacher ist, wenn man mit hohem Leistungseinsatz wie beim Laufen beginnt? Vielleicht überspringt man damit die Fastenmüdigkeit der ersten Tage, die unvermeidlich ist, wenn man sich in Ruhe zurückzieht und den Stoffwechsel auf ein niedriges Niveau fährt. Das wird eine der wichtigsten Beobachtungen in den nächsten Tagen sein. Letztes Mal war es ja genauso. Ich hatte den Eindruck, ich würde sehr schnell und angenehm in den stabilen Fastenzustand hinübergleiten."

2. Tag
Rheumaschmerz oder Haschischrausch?

Habe sehr gut und tief geschlafen, über 9 Stunden, aber viel vom Essen geträumt. Dabei wie immer ein schlechtes Gewissen, wenn ich Traum etwas esse, weil ich weiß, dass ich das nicht darf. Doch beim Aufwachen kein Hunger. Nur der Geschmack im Mund ist ziemlich übel, denn über die Mundschleimhaut werden erstmals Stoffwechselprodukte ausgeschieden, die saurer sind als sonst. Das ist die leichte Ketose. Bin etwas benommen und gebremst, aber das ist eher angenehm. Das Wetter ist zum Heldenzeugen und ich freue mich aufs Laufen. Zunächst aber die zweite Darmspülung, denn jetzt ist auch der letzte Mageninhalt verdaut und im Darm angekommen.

Deutlich weniger Kraft als sonst. Schaffe die Gymnastikübungen nur mit großer Mühe. Vor allem in den Armen wenig Kraft. Das Laufen ist dann doch zuerst beschwerlich, sehr langsam, fast trippelnd. Aber da musst du durchhalten!

Nach etwa 20 Minuten wird es leichter. In der Trinkflasche habe ich jeweils eine halbe Magnesium+Calcium- und Multivitamin-Tablette aufgelöst.

Nach dem Baden gut eingecremt. Wichtig! Die Haut wird stark beansprucht. Der Schweiß trocknet sie aus und die Verbrennungsprodukte der letzten freien Proteine im Körper lagern sich mit unangenehmem Geruch ab. Dabei ist es gerade jetzt wichtig, sie geschmeidig zu halten, denn sie soll sich ja der neuen Körperform anpassen, die nach der Samurai-Diät übrigbleibt.

Der zweite Tag kann sehr unterschiedlich verlaufen. Es kann sein, dass man sich wie in einem ausgewachsenen Haschischrausch fühlt, was durchaus lustig sein kann. Allerdings melden sich, vor allem bei Fastenanfängern, häufig rheumatische Schmerzen, die sich wie bei einer Grippe anfühlen. Es hat keinen Sinn, dagegen anzukämpfen. Diesen Tag – nach Gymnastik und Laufen! – auf der Couch zu verbringen ist dann kein Schaden. Wenn man den Kaffee ohne einige Tage Vorlauf erst mit dem Beginn der Samurai-Diät abgesetzt hat, dann melden sich spätestens jetzt die Kopfschmerzen. Es gibt drei Möglichkeiten, damit umzugehen: einfach eine Tasse Espresso mit Süßstoff trinken, eine leichte Kopfschmerztablette nehmen – wovon wegen des leeren Magens allerdings abzuraten ist, da manche Kopfschmerzmittel wie Aspirin die Magenschleimhaut angreifen – oder die Sache durchstehen. Normalerweise hört der Schmerz nach 24 bis 48 Stunden auf.

3. Tag
Aufstand des Körpers

Der 3. Tag ist häufig der schwerste, vor allem für Anfänger. Es können sich Rückenschmerzen einstellen, aber das sind in Wirklichkeit die Nieren. Leber und Nieren haben jetzt mehr zu tun denn je, sie laufen im Hochbetrieb. Das ist das typische Fastenrheuma. Der Urin ist fast orange und riecht stark. Flüssigkeit ist jetzt lebenswichtig. Viel trinken! Man kann auch Leberwickel machen, wie Lützner sie empfiehlt – siehe *Tipps und Tricks*.

Wenn man es an einem der Tage nicht schafft, sich zum Laufen zu zwingen, dann ist es wahrscheinlich dieser. Der Kreislauf ist ziemlich runter, der Körper bäumt sich ein letztes Mal gegen das Verhungern auf, vor allem gegen die gleichzeitige Zumutung einer Dauerbelastung. Am dritten Tag ohne Nahrung werden auch die Zweifel stark, ob das gesund ist, ob man überhaupt abnehmen will, ob einfach weiteressen nicht viel schöner wäre. Hungerfantasien stellen sich auch tagsüber ein. Manchmal spürt man auch ein „Loch im Magen", doch dagegen hilft schon eine Tasse Tee oder ein Glas Wasser. Der schlechte Geschmack im Mund kann mit den zuckerfreien Bonbons oder Weingummi vertrieben werden. Wenn das Laufen überhaupt nicht geht, dann sind Fahrradfahren oder Schwimmen an diesem Tag eine gute Alternative. Es werden andere Muskelpartien als sonst sanft bewegt und beim Schwimmen kommt die Schwerelosigkeit im Wasser gerade recht.

Wie schon gesagt, jede Samurai-Diät ist anders als die vorhergehende. Viele Faktoren beeinflussen den Verlauf, etwa Wetter, Temperatur, vorheriger Konsum von Alkohol und Zigaretten, die sportliche Kondition, die Verfassung der Skelettmuskulatur oder einfach nur das Stressniveau während der vorangegangen Wochen und Monate. Am wichtigsten ist jedoch, wie oft Sie die Samurai-Diät schon gemacht haben. Ich habe nach zehn Jahren Praxis keinerlei Übergangsschwierigkeiten mehr und kann mich an diese auch nur deshalb so genau erinnern, weil ich dazu jeweils Aufzeichnungen gemacht habe.

4. Tag

Der Geist siegt

Das Aufstehen fällt leichter, die Schmerzen lassen deutlich nach, der Kopf wird klarer. Das ist der Wendepunkt. Und zur Feier des Tages – eine Darmspülung! Ja, das ist wichtig, denn die Schwebteilchen in den Säften und Brühen verdichten sich im Laufe der Zeit doch zu kompakten Darminhalten, die ausgespült werden müssen, bevor sie den Enddarm erreichen und den Hungerknopf drücken.

Der vierte Tag ist in der Regel der Durchbruch, bei dem die Umstellung des Körpers auf Innenversorgung abgeschlossen wird. Das kann aber, je nach Allgemeinverfassung und Erfahrungsgrad mit der Samurai-Diät, auch schon am dritten Tag passiert sein. Allmählich spürt man die Veränderung des Körpers. Er hat bereits mehrere Kilogramm an Gewicht verloren, wovon ein Teil Wasser ist, das im Gewebe eingelagert war. Eine erste Ahnung von Leichtigkeit stellt sich ein, und den Gürtel kann man auch schon mindestens ein Loch enger schnallen. Das Laufen sollte auch schon leichter fallen, nicht mehr wie in Zeitlupe oder durch Watte hindurch. Die Kräfte melden sich zurück und sind bereit zum Einsatz.

Wenn Sie dennoch pseudo-rheumatische Beschwerden haben uns sich weiterhin schwach fühlen: Keine Panik! Das kann vorkommen, gerade bei Anfängern. Manchmal ist es eben schwieriger, manchmal leichter. Das kann man sich nicht aussuchen.

5. Tag

Unfassbar! Fünf Kilo Gewichtsverlust

Der Blick auf die Waage am Morgen des fünften Tages ist ein riesiges Erfolgserlebnis. Es ist wie das Aufmachen von Fanpost. Außerdem fühlen Sie sich, wenn alles gut gelaufen ist, wie ein neuer Mensch. Meine Aufzeichnungen von 2004 geben davon einen Eindruck.

> „Gedanken: Die erste Phase ist abgeschlossen, ich bin im Fastenzentrum angekommen. Das Aufstehen war völlig problemlos, ich bin beschwerdefrei und mein Kreislauf ist stabil. Deutlich spürbar ist der Gewichtsverlust durch die gestiegene Beweglichkeit. Der Körper hat auch richtig Lust auf Belastung, ins-

besondere auf das Laufen. Ich muss ihn wie einen jungen Hund an der Leine halten, damit er nicht durch die Tür abhaut. Die Fressträume sind auch vorbei, es ist ruhig im Kopf und ich bin ganz konzentriert.

Gymnastik: Bin stärker als sonst und merke deutlich, dass ich die Übungen leichter schaffe als vor dem Fasten. Fühle mich sprichwörtlich so, als könnte ich Bäume ausreißen. FÜNFZIG Liegestütze! Wahnsinn. Das ist mein persönlicher Rekord."

Das ist jetzt wichtig: **Wenn Sie am fünften Tag der Samurai-Diät noch Beschwerden haben und sich schwach fühlen, dann sollten Sie abbrechen!** Nach meiner Erfahrung sollte allerspätestens an diesem Tag die Umstellung des Körpers auf Innenversorgung abgeschlossen sein und wie geschmiert laufen. Wenn das nicht der Fall ist, dann ist das ein deutlicher Hinweis darauf, dass ein bis dahin unerkanntes gesundheitliches Problem vorliegt oder dass Sie einfach psychisch noch nicht bereit sind, diesen Weg weiter zu gehen. Unterschätzen Sie nicht, dass die Samurai-Diät ein harter Kampf zwischen Körper und Geist ist. Wenn Sie gedanklich nicht 100 Prozent hinter dem stehen, was Sie da gerade tun, dann kann es zu einer Qual werden. Die Samurai-Diät kann in den ersten Tagen eine unerhörte Zumutung sein, doch nach spätestens fünf Tagen brauchen Sei ein deutliches Erfolgserlebnis, alleine schon um weitermachen zu können. Es ist auch so, dass **von diesem Tag an die Härten der Samurai-Diät vorbei sein sollten**. Idealerweise verbringen Sie die nächsten neun Tage in einem heiteren, lockeren, beschwerdefreien und ausgesprochen bewegungsfreudigen Zustand.

Ein weiteres Erlebnis, das Sie spätestens jetzt haben werden, ist der sagenhafte Triumph über die **Diktatur der Nahrung**. Es ist ein unglaublich erhebendes Gefühl, mehrere Tage lang ohne Essen gelebt zu haben und sich trotzdem besser und stärker zu fühlen als je zuvor. Es ist – auch im ganz philosophischen Sinn – eine neue Dimension von Freiheit, die Sie da entdecken.

6. Tag
Wilde Träume

Während der Samurai-Diät werden Sie ganz anders träumen als sonst. Die Träume können einen bedrohlichen oder sogar beängstigenden Charakter annehmen, das ist nicht ungewöhnlich. Der „Hungerzustand ohne Hunger" ist auch seelisch aufwühlend und lässt verdrängte Ängste aus dem Unbewussten in die Traumsphäre aufsteigen. Lassen Sie es zu und freuen Sie sich, wenn Sie aufwachen. Es hat keinen Sinn, diesen Träumen nachzuhängen oder sich ihretwegen Sorgen zu machen. Im Gegenteil, diese Aufwallungen sind Teil der Initiation, die Sie während einer Samurai-Diät durchlaufen. Am Ende werden Sie nicht nur körperlich, sondern auch psychisch stärker sein als je zuvor.

„Phantastisch aufgestanden, alles hell und klar, der Körper kommt mir so viel leichter und entspannter vor, pure Lebensfreude. Wieder wild geträumt, mit Dinosauriern und Bären gekämpft. Bessergesagt: vor ihnen weggelaufen und versteckt. Macht nichts. Ich sehe in den Spiegel und beginne, meine Vergangenheit, meine Jugend zu sehen. Diesen Effekt kam man nur in dieser radikalen Form des Fastens erleben. Der große Gewichtsverlust in so kurzer Zeit erzeugt eine Selbstverstärkung der Motivation, sodass es nicht zu Frustrationen wie bei herkömmlichen Diäten kommt."

7. Tag

Ich könnte Bäume ausreißen!

An manchen Tagen scheint das Gewicht nicht weiter runterzugehen. Das kann sich sogar über mehrere Tage hinziehen und morgens auf der Waage für Enttäuschungen sorgen. Lassen Sie sich davon nicht beeindrucken! Die Samurai-Formel funktioniert trotzdem einwandfrei. Der Körper kann auf keine anderen Energiereserven zurückgreifen, und wenn Sie laufen und Gymnastik machen, dann verbrennen Sie definitiv Fett. Außerdem sinkt das Gewicht danach meistens für einen oder mehrere Tage umso schneller. Ich vermute, diese Unregelmäßigkeiten sind ein Resultat der hier erstmals entdeckten **Fett-Muskel-Brücke**, die das abgebaute Fett möglicherweise nur periodisch, also in Schüben in Muskelmasse verwandelt. Das bedeutet auch, dass Sie ein Teil des Diäterfolgs nicht auf der Waage beobachten können, aber im Spiegel. Denn die neu gebildete Muskelmasse hat ein geringeres Volumen als das verdaute und verbrannte Fett. Und sie sorgt dafür, dass Sie nach der Samurai-Diät einen höheren Grundumsatz haben, ohne zusätzliche Anstrengung mehr Kalorien verbrennen und dem Jo-Jo-Effekt entgehen. Also auch hier: Keine Panik!

Ganz unabhängig davon kann es Ihnen an solchen Tagen besonders gut gehen und Sie fühlen sich stärker als je zuvor. Das Laufen fällt plötzlich so leicht, dass es fast verrückt erscheint. Es kann eine richtige Lust sein, den Körper eine Stunde lang und mehr durch die frische Morgen- oder Abendluft zu treiben. Dazu passen meine Aufzeichnungen von 2002.

„Gewicht: immer noch 86 Kilogramm, fast unheimlich nach zwei Tagen. Wovon lebt mein Körper in der Zwischenzeit? Ich vermute, dass übers Wochenende plötzlich ein bis zwei Kilogramm verschwinden.

Gymnastik: Die Kraft nimmt offensichtlich sehr schnell zu. Bei den Übungen mit der Hantel bin ich inzwischen anderthalbmal so gut wie vor dem Fasten.

Laufen: über 1 Stunde, und das bei Schneesturm! Der schlimmste Lauf meines Lebens. Geprügelt vom eiskalten Wind, Nadelstiche des Schnees im Gesicht, erfrorene Stirn, hatte keine Mütze. Trotzdem: fühlte mich so stark, dass ich keinen Moment ans Aufhören dachte."

8. Tag
Eine Pause muss sein

Wenn Sie es bis hierher geschafft haben, dann können Sie sich eine Pause gönnen. Sie müssen es aber nicht. Doch gerade Anfängern beim Laufen und der Samurai-Diät ist es empfohlen, sich einmal richtig zu belohnen – wie wäre es mit einer Darmspülung? Ja, die ist wieder fällig, aber Sie können ruhig auch das Sportprogramm kürzen. Es könnte sogar sein, dass Sie sich diese Schonung in den vorangegangen Tagen schon verdient haben, indem Sie mehr als durchschnittlich eine Stunde pro Tag gelaufen sind. Sie können sich umgekehrt vornehmen, am diesem achten Tag den Sport ruhen zu lassen, um das Pensum in den folgenden Tage draufzuschlagen. Jedenfalls dürfen Sie einmal entspannen. Sie sind jetzt schon ein Diät-Samurai und ein Held. Doch jetzt fängt der Spaß erst richtig an! Sie haben das Schlimmste hinter sich gebracht und vor Ihnen liegen Tage radikaler Gewichtsabnahme bei locker-leichtem Sport, das Sahnehäubchen der Samurai-Diät. Deshalb hier wieder eine Aufzeichnung aus 2002, als ich die Pause nicht nehmen wollte, um mein Ziel zu erreichen.

„Gewicht: 85 Kilogramm. Halbzeit! Eine punktgenaue Landung. Jetzt sind die 10 Kilogramm Gewichtsabnahme wieder in greifbare Nähe gerückt. Der Körper sieht allmählich deutlich besser aus, die Muskulatur schält sich langsam aus der Fettschicht [damals wusste ich von der Fett-Muskel-Umwandlung noch nichts und starrte nur auf die Waage].

Gymnastik: Sit-ups und Liegestützen flutschen nur so dahin, es ist wie ein Spiel.

Laufdauer: 1 Stunde 30 Minuten, sehr mühsamer Lauf wegen Schneematsch allenthalben, ansonsten ruhig und angenehm, hervorragender Sprint auf der Straße.

Lektüre: *Forever Young* von Strunz, tolles Buch, physiologisch hochinteressant, ein bisschen turbokapitalistisch und pseudoreligiös, aber immerhin eine Religion der Freude. Film: *Bridget Jones. Schokolade zum Frühstück*. Irgendwie passend."

9. Tag
Elastisch wie noch nie

Wenn bis jetzt alles gut gelaufen ist, dann haben Sie 7 bis 8 Kilogramm Körperfett verbrannt und mindestens 1 Kilogramm neue Muskelmasse aufgebaut. Das schlägt sich nicht nur in der Ausdauer beim Laufen nieder, sondern Sie merken ganz deutlich, dass Ihre Beweglichkeit zunimmt. Jetzt ist der beste Zeitpunkt, um die Dehnübungen intensiver als bisher zu betreiben. Denn sie fallen viel leichter, die Sehnen, Bänder und Muskeln sind richtig dankbar für Dehnungen. Wie wäre es, wenn Sie ein gutes Yoga-Buch kaufen gehen und sich mit dieser eleganten Art der Entspannung vertraut machen? Sie sind sowieso im Zustand eines fortgeschrittenen Yogi. Also besser jetzt als nie! Der verbesserte Muskeltonus und das gesunkene Körpergewicht und -volumen verändern aber auch den Lauf selbst, der jetzt viel geschmeidiger wird. Hier eines meiner Erlebnisse am neunten Tag der Samurai-Diät.

„Laufen: REKORD – 2 Stunden, 55 Minuten. Das entspricht etwa 30 Kilometer. Ich bin noch nie so lange und so weit gelaufen! Es war ein großartiger Lauf, obwohl es eine Stunde lang hagelte. Ich hätte auch jederzeit weiterlaufen können. Aber ich war stark dehydriert. Meine Trinkflasche war schon seit einer Runde leer und ich habe vorher immer nur wenig getrunken. Ohne Flüssigkeit geht es nicht weiter. Das größte Problem: falsche Kleidung, nasses Sweatshirt, Kälte, die in den Rücken zieht und Schmerzen in der Schulter-Nackenpartie. Beine überhaupt kein Problem. **Nächste Woche laufe ich Marathondistanz!** [Das blieb natürlich ein Traum und inzwischen lehne ich das auch grundsätzlich ab, aber es gibt ganz gut meine Euphorie in diesem Moment wieder].

Zuhause habe ich mich eine halbe Stunde hingelegt, dann gebadet und war ziemlich fertig. Jetzt geht es wieder besser, vor allem nach der Gemüsebrühe. Offensichtlich keine Salze und Mineralien mehr im Körper."

10. Tag
Mein Körper schält sich

Inzwischen ist es unübersehbar, dass Sie eine Metamorphose durchlaufen. Die Leute, die Ihnen die ganze Zeit davon abgeraten haben, sich einem so brutalen Regime wie der Samurai-Diät zu unterwerfen, werden allmählich verstummen, denn Sie sehen zudem auch noch kerngesund aus. Ihr Gesicht ist deutlich schmaler; die Muskulatur ist in allen Teilen gestärkt; Sie bewegen sich leicht, federnd und elastisch; Bauch- und Hüftumfang sind sichtbar geringer, so dass Sie Kleidungsstücke wieder anprobieren können, die schon lange nicht mehr gepasst haben. Es gibt aber auch unsichtbare Veränderungen. Der Körpergeruch ändert sich und wird angenehmer. Vor allem steigt Ihre Konzentrationsfähigkeit. Ihre Gedanken sind jetzt vielleicht so klar wie noch nie zuvor.

Genießen Sie das, was Sie im Spiegel sehen. Es ist eine fast kindliche Freude, die sich einstellt, wenn der Körper sich in derart kurzer Zeit so radikal und auch noch vorteilhaft verändert. Nutzen Sie diese visuelle Motivation, um auf die Zielgerade zu gehen.

11. Tag
Sehnsucht nach Geschmack

Eine der größten Herausforderungen bei der Samurai-Diät in ihrer vierzehntägigen

Optimal-Variante ist die Eintönigkeit des Geschmacks. Die Säfte, Tees, Brühen, Bonbons und Fruchtgummis kommen einem zu den Ohren raus, wie es so schön heißt. Für mich war da immer der intensive und salzige Sauerkrautsaft einer der wenigen erfreulichen Momente. Es geht aber durchaus auch ein alkoholfreies Bier. Der echte Hedonist trinkt es auch mit Alkohol, denn der leichte Rausch bringt Entspannung und die Mineralien sind dem Körper mehr als willkommen. Eine andere Variante ist jetzt schwarzer Tee, denn der wirkt auch wie eine Droge, wenn Sie bisher darauf verzichtet haben. Süßen Sie ihn ruhig mit Honig. Der enthält zwar viele Kohlenhydrate, aber eben auch lebenswichtige Mineralien. Und bevor ich es vergesse: Es ist Zeit für eine letzte gründliche Darmspülung!

12. Tag
Ein neuer Mensch im Spiegel

Jetzt passiert nicht mehr viel – außer, dass Sie jeden Tag stärker und schlanker werden. Der Körper hat sich längst in der Samurai-Diät eingerichtet und tut so, als ob es das Normalste der Welt wäre, nur von den Fettreserven zu leben und daraus auch noch Muskeln aufzubauen. Beobachten Sie die Veränderungen, freuen Sie sich darüber. Bauchfalten gehen zurück, das Doppelkinn ist weg und die Hände sehen fast dürr aus. Meditieren Sie ruhig etwas vor Ihrem Spiegelbild, das Ihrem alten Ich immer weniger ähnelt. Wie kommt es, dass die Natur uns nicht besser ausgestattet hat für unsere moderne Lebensform? Wieso ist es so leicht, übergewichtig und fett zu werden, aber so schwer, dieses Übergewicht wieder loszuwerden? Wie will ich in Zukunft mein Gewicht regulieren, ohne auf alle die Köstlichkeiten zu verzichten, die das Leben lebenswert machen?

13. Tag
Jetzt könnte ich weitermachen...

Es ist ein Phänomen der Samurai-Diät, das auch in der Fastenpraxis häufig beobachtet wird: Der Nahrungsverzicht wird nach zwei Wochen so selbstverständlich, dass man sich ernsthaft fragt, warum man nicht einfach weitermacht. Oder drastischer: Warum sollte man überhaupt noch essen? Doch Vorsicht! Jetzt nur nicht durchdrehen. Das ist ein Teil der Fastenphantasien, denen Sie sich nicht so einfach hingeben dürfen. Das Körpergefühl ist großartig und das psychische Erfolgserlebnis kennt kaum seinesgleichen. Doch das Ziel ist nicht ein unbegrenzter Gewichtsverlust, sondern das Wiedergewinnen der Genussfähigkeit in einem starken, beweglichen und gesunden Körper. Wenn Sie tatsächlich noch genügend Körperfett zur Verfügung haben, dann können Sie ruhig noch ein paar Tage weitermachen. Das ist aber gar nicht nötig, denn Sie haben Ihren körperlichen Zustand inzwischen soweit verbessert, dass Sie sowieso schon ein anderer Mensch sind. Sie wollen doch nicht als anorektischer Freak enden, oder? Als wahrer Hedonist freuen Sie sich erst mal wieder auf ein Leben voller Genüsse. Wenn es dann wieder an der Zeit ist, dann machen Sie einfach eine neue Samurai-Diät und bauen dabei auf den gewonnen Erfahrungen auf. Es wird immer leichter, denn der Körper besitzt eine Art **somatischer Intelligenz**, die sich immer meldet, wenn sie sich an vorteilhafte, lebenserhaltende und lebensverlängernde Ereignisse erinnert. Unter Läufern ist es schon lange bekannt, dass der Appetit sich ganz von alleine neu auf Obst, Gemüse und Proteine ausrichtet, je mehr man läuft. Menschen, die vorher niemals einen Salat freiwillig gegessen hätten, stürzen sich plötzlich auf das Grünzeug. Der Körper scheint also ein Wissen zu haben, wie er sich optimal versorgen kann, und kann damit das Bewusstsein dahingehend beeinflussen, diese Nährstoffe auch tatsächlich zuzuführen. Diese somatische Intelligenz muss allerdings erst geweckt und ausgebildet werden, und das geschieht vor allem durch intensive Bewegung. Die Samurai-Diät ist in dieser Hinsicht ein echtes Erweckungserlebnis, denn der Körper wird vor allem die positiven Resultate abspeichern – viel mehr als die Zumutungen und Entbehrungen – und sich für immer an diese harte Prüfung als einen großen Gewinn erinnern. Nach zehn Jahren Anwendung der Samurai-Diät ist sie heute für mich ein Spaziergang. Ich muss nur genau zuhören, wann der Körper wieder bereit ist zu einer weiteren Runde oder wann er sie geradezu fordert.

14. Tag
Zehn Kilo weg: Nicht mal Fliegen ist schöner!

Der letzte Tag der Samurai-Diät ist vor lauter Superlativen kaum zu beschreiben. Sie sehen phantastisch aus, spüren Ihren durchtrainierten Körper bei jedem Schritt und wissen, dass Sie einen Krieg gewonnen haben, den Krieg gegen die Pfunde. Sie haben zwei Wochen lang dem Hunger entschlossen ins Gesicht geblickt und nichts in der Welt kann Ihnen noch Angst machen. Wenn Sie es tatsächlich bis hierher geschafft haben, dann werden Sie nie mehr in Ihrem Leben eine andere Diät machen. Vielmehr freuen Sie sich schon auf die nächste Gelegenheit, Ihr Übergewicht mit der Samurai-Diät zu regulieren und noch mehr Fett in Muskeln zu verwandeln.

Wenn Sie im Laufe dieses oder des nächsten Tages abbrechen, dann zelebrieren Sie es mit einem Apfel oder einer guten Scheibe Brot mit Quark. Genießen Sie jeden Bissen, kauen Sie gründlich und loben dabei den Herrn, dass Sie wieder essen und mit den anderen Menschen zusammenleben dürfen. Die ganze Herrlichkeit des Essens als diesseitiges Paradies wird sich Ihnen offenbaren.

Der Magendarmtrakt stellt sich erstaunlich schnell wieder auf Nahrungsaufnahme ein. Nach einer halben Stunde können Sie wieder jede Art von Speisen zu sich nehmen, die Sie mögen.

Im Normalfall haben Sie inzwischen 10

Kilogramm abgenommen, die Ihnen die Waage anzeigt. Doch in Wirklichkeit haben Sie 12 bis 13 Kilogramm abgenommen, nämlich an Körperfett, und gleichzeitig 2 bis 3 Kilogramm neue Muskelmasse aufgebaut. Sie wird Ihnen helfen, den Jo-Jo-effekt in Schach zu halten.

Nach der Samurai-Diät: Kampf den Jo-Jo-Ninjas

Was passiert unmittelbar nach der Samurai-Diät? Hier ein kurzer Überblick:

- Der **Magen** ist erheblich verkleinert und kann zunächst nur wenig Nahrung aufnehmen. Sie werden schneller satt. Doch dieser Effekt hält nicht allzu lange an und die Ausdehnung des Magens auf seine ursprüngliche Größe hängt vor allem davon ab, wie viel Nahrung Sie auf einmal zuführen.
- Das **Gewicht** wird, je nach Körpergröße, erst einmal wieder um 1 bis 2 Kilogramm ansteigen. Das kommt von der Füllung des Magendarmtraktes mit Nahrung und von der neuerlichen Einlagerung von Wasser im Gewebe. Der Flüssigkeitspegel des Körpers stellt sich wieder auf sein normales Niveau ein.
- Die **Haut** ist so glatt, elastisch und sauber wie noch nie zuvor.
- Ihr **Körpergeruch** hat sich verändert, Sie riechen besser.
- Auch Ihr **Geruchssinn** ist viel empfindlicher. Starke Gerüche, die Sie vorher aus Gewohnheit gar nicht bemerkt haben, etwa Zigarettenrauch, können Ihnen aufdringlich und unangenehm vorkommen.
- Der **Geschmackssinn** richtet sich neu aus. Sie brauchen weniger Salz und weniger starke Gewürze in den Mahlzeiten. Die Geschmacksnerven sind nach dem zweiwöchigen „Entzug" sensibler als vor der Samurai-Diät.
- Sie bekommen plötzlich **Appetit** auf Dinge, die Sie vorher vielleicht nur aus Pflichtgefühl gegessen haben. Wundern Sie sich nicht, wenn Sie plötzlich einen regelrechten Heißhunger auf Obst, Salate oder ein ganzes Rumpsteak bekommen. Das ist die vielzitierte **somatische Intelligenz**, die in Ihnen erwacht ist.
- Der **Bewegungsdrang** ist völlig neu definiert. Das geringere Körpergewicht und die höhere Beweglichkeit werden Sie dazu antreiben, nicht mehr auf die tägliche Sauerstoffdusche zu verzichten. Wenn Sie sich früher zum Laufen oder anderem Sport zwingen mussten, so werden Sie sich jetzt nur noch mit sanfter Gewalt davon abhalten können.
- Anders als bei allen anderen Diäten ist der **Grundumsatz**, auch basale Stoffwechselrate genannt, nicht niedriger, sondern bedeutend höher als vor der Samurai-Diät. Das liegt an der neu gebildeten Muskelmasse, die auch im Ruhezustand versorgt werden muss.
- Das sind eigentlich gute Ausgangsbedingungen, um das erzielte Körpergewicht auch zu halten. Dennoch müssen wir uns der größten Gefahr

stellen, den *Jo-Jo-Ninjas*. Im alten Japan waren Ninjas die Geheimwaffen der Fürsten, die im Dunkeln operierend und mit exotischen Waffen ausgerüstet nicht nur Meuchelmorde, Spionage- und Sabotageaufträge ausführten, sondern auch Samurais hinterhältig ermordeten, etwa mit Giften. Deshalb ist der Jo-Jo-Ninja der größte Feind des Diät-Samurais!

Wir können uns jetzt ganz schamlos bei den anderen Diäten und Ernährungsratgebern bedienen, denn ihre einseitige Ernährung und deren negativen Folgen müssen wir nicht mehr fürchten. Wir sind schon durch, der Gewichtsverlust ist bereits erreicht und unser Körper ist stärker, muskulöser, bewegungs- und verbrennungsfreudiger als je zuvor. Wir wollen, ganz im Sinne des hedonistischen Manifests, keine Diät nach der Diät machen und in dieses Hamsterrad der ständigen Essensparanoia einsteigen. Doch ein paar Tipps können helfen, damit unsere mit Samurai-Kampfkunst grimmig in Flucht geschlagenen Pfunde sich nicht zu schnell wieder anschleichen. Eine zweiwöchige Samurai-Diät pro Jahr sollte ausreichen, um unseren Körper in ein gesundes Gleichgewicht zu bringen. Der große Vorteil dabei ist, dass nicht nur die Psyche, sonder auch der Körper sich immer wieder an die Ergebnisse der vorangegangenen Samurai-Diäten erinnert, wie wir unter den Stichworten *muskuläres Gedächtnis* und *somatische Intelligenz* gesehen haben. Hier also ein paar Tipps, die ich im Laufe der Jahre gesammelt habe und die mit einer gewissen Plausibilität die Gewichtszunahme einschränken.

- Ändern Sie die **Bewegungsmuster** im Ihrem Alltag: gehen Sie mehr zu Fuß, nehmen Sie lieber die Treppe als den Aufzug, fahren Sie Fahrrad, machen Sie Spaziergänge. Diese wenig anstrengenden Bewegungen unterhalb der Sportschwelle haben einen erheblichen Einfluss auf Ihre körperliche Verfassung und sie leisten einen wichtigen Beitrag zur Erhöhung der Stoffwechselrate, die sonst in der Nähe des Grundumsatzes bleibt. Außerdem halten sie die Myokin-Produktion der Muskeln im Gang, die sonst fast eingestellt wird.
- Essen Sie **Äpfel**. Das darin enthaltene Pektin soll angeblich helfen, Fett auszuscheiden. Selbst wenn das nicht stimmt, kann ein Apfel nicht schaden: „An apple a day keeps the doctor away."
- Essen Sie **Grapefruits**. Sie erhöhen den Energiebedarf. Und wenn sie das nicht tun, dann schmecken sie jedenfalls köstlich, am besten wenn sie im Kühlschrank gelagert wurden.
- Trinken Sie **Kaffee**, denn er regt wahrscheinlich den Fettabbau an. *Wahrscheinlich*, weil die Wissenschaft die letzte Klärung dieser Frage bisher schuldig geblieben ist. Es wird vermutet, dass Koffein die Fettverbrennung fördert, indem es die Adenosinrezeptoren blockiert. Adenosin wirkt beruhigend und hemmt die Fettverbrennung. Damit unterstützt das dem Adenosin chemisch ähnliche Koffein die körperliche und geistige Leistungsfähigkeit. Da Koffein auch sonst nur Vorteile für den Stoffwechsel hat, vor vielen Krankheiten schützt und Kaffee den Körper auch nicht austrocknet, wie lange behauptet wurde, kann er

auch rein auf Verdacht von Fettabbauförderung hin empfohlen werden.

- **Süßstoff** ist hilfreich zur Reduktion der Kohlenhydrataufnahme, denn der Körper holt sich genügend Kohlenhydrate aus jeglicher Nahrung, die Stärke beinhaltet, also etwa Brot, Kartoffeln und Nudeln. Machen Sie aber bloß nicht überall Süßstoff rein! Das ist völlig sinnlos. Es geht hier nur um die vielen unnötigen Löffel Zucker in den täglichen Kaffee oder Tee. Wenn Sie sich wirklich mit Süßigkeiten belohnen wollen, dann nehmen Sie lieber eine gute Tafel Schokolade oder freuen sich über ein Dessert nach dem Essen. Der Einsatz von Süßstoff erspart Ihnen im Schnitt 50 bis 100 Kalorien jeden Tag, die über das Jahr und vor allem über mehrere Jahre zu einer schleichenden Gewichtszunahme führen. Dass Süßstoff schädlich sein soll, ist in wissenschaftlichen Studien hundertfach widerlegt. Ferkeln wird daher nicht Süßstoff ins Futter getan, damit sie besser Fett ansetzen, wie eine weit verbreitete Legende besagt, die auch Patric Heizmann in *Ich bin dann mal schlank* und sogar der angesehene kritische Lebensmittchemiker Udo Pollmer verbreiten, sondern weil sie so schneller von der Sau abgestillt werden können. Er darf auch nur bis zum vierten Lebensmonat dem Futter beigemengt werden, also vor der eigentlichen Mastzeit. Der einzige künstliche Süßstoff, den Schweine schmecken können, ist Saccharin, das viel billiger, 300-700 Mal intensiver und daher auch mengenmäßig leichter zu lagern ist als Zucker. Deshalb gilt auch Udo Pollmers Argument nicht, die Schweinemastindustrie hätte schon ihre Gründe, wenn sie den teureren Süßstoff einsetzt. Das stimmt nämlich nicht. Auch die angebliche Insulinausschüttung durch den Geschmack von Süßstoff, der Heißhunger auslösen soll, weil der Blutzuckerspiegel sinkt und der Körper jetzt die angekündigten Kohlenhydrate bzw. den Zucker verlangt, ist – anders als es auch Achim Peters in *Das egoistische Gehirn* darstellt – reine Legende. Es ist empirisch längst nachgewiesen, dass der süße Geschmack keinen Einfluss auf die Insulinausschüttung der Bauchspeicheldrüse hat, sondern nur ein hoher Blutzuckerspiegel diese auslösen kann. Das spricht alles sehr für den Süßstoff und gegen die Märchenerzähler der Diät-Industrie und sogar einige ihrer Kritiker.

- Essen Sie mehr **Proteine** in Form von Quark, Käse, magerem Fleisch und Fisch. Proteine haben einen hohen Sättigungswert und enthalten alle Aminosäuren, die Sie brauchen.

- **Magnesium** ist ein natürlicher „Fett-Brandbeschleuniger", denn es sitzt mitten in der Fettzelle und steuert den Fettabbau. Wenn es in ausreichender Menge im Körper vorhanden ist, kann die Fettverbrennung optimiert werden. Die findet allerdings nur in den Muskelzellen statt, und das kann ihnen kein noch so raffinierter *Fatburner* abnehmen. Aber das wissen Sie ja schon längst.

- Trinken Sie ein **Glas Wasser** vor jedem Essen. Dadurch wird das zur Nahrungsaufnahme verfügbare Magenvolumen verringert und über den Vagus-Nerv wird dem Gehirn bereits eine leichte Sättigung signalisiert. Es ist ein simpler Trick, scheint sich aber bewährt zu haben und wird, wenn Sie sich erinnern, auch während der Samurai-Diät angewandt.

Mit diesen Tipps und Tricks können Sie das neue Körpergewicht und -gefühl, das Sie mit der Samurai-Diät gewonnen haben, länger genießen. Lassen Sie sich auch weiterhin nicht von Ihrem Gewicht verrückt machen. Starren Sie nicht jeden Tag auf die Waage, sondern horchen Sie in Ihren Körper hinein und achten bestenfalls auf die Löcher im Gürtel. Zwischen den Samurai-Diäten gehe ich nicht mehr auf die Waage, ich staube sie nur alle paar Wochen einmal ab.

Das Leben geht weiter

Die Samurai-Diät ist noch in der experimentellen Phase. Was ich hier beschrieben habe, das ist nur die erste Skizze einer neuen Kulturtechnik, die sicher noch viel raffinierter und effizienter ausgestaltet werden kann. Ich lade Sie ein, genauso an diese Herausforderung ranzugehen, nämlich Erfahrungen zu sammeln, Variationen auszuprobieren und die Ergebnisse zu dokumentieren. Bisher habe ich aus der Samurai-Diät keinen Lebensinhalt gemacht und sie immer alleine praktiziert, praktisch als privates und temporäres Hobby. Erst als ich 2010 die faszinierenden Erkenntnisse der neuesten Stoffwechselforschung zur Kenntnis nahm, kam mir die Idee, ein Buch darüber zu schreiben.

Interessant wäre zum Beispiel die Samurai-Diät in der Gruppe zu machen, was beim Fasten die Motivationshürden senkt und regelmäßig zu besseren Ergebnissen führt. Überhaupt könnte es angeraten sein – vor allem für stark übergewichtige Menschen –, dieses Programm unter ärztlicher Beobachtung, in speziellen Kliniken oder Fastenhotels mit ausgebildeten Trainern zu absolvieren. Fasten-Kliniken und -Hotels etwa könnten diese Methode mit wenig Aufwand in ihr Angebot integrieren, wenn sie sich von der gewichtsreduzierenden *und* gesunden Wirkung überzeugen lassen – und mir die Sticheleien gegen das herkömmliche Heilfasten verzeihen. Inzwischen bietet auch eine immer größere Zahl von Reha-Kliniken Fastenprogramme an. Fast alle diese Einrichtungen sind inzwischen auch für Gesunde zugänglich.

Ein weiteres spannendes Experiment wäre ein Marathonlauf während der Samurai-Diät, am besten in den letzten Tagen eines Zweiwochenprogramms. Denn die Hypothese, dass Marathonläufer während der Samurai-Diät keinen *Hungerast* erleben, weil sie keinen Übergang von Kohlenhydrat- auf ausschließlich Fettversorgung erleben, müsste noch getestet werden. Ich komme als Proband dafür nicht in Frage, denn ich weigere mich, einen Marathon zu laufen. Aber es gibt sicher ein paar Verrückte, die das gerne mal ausprobieren wollen. Auf die Ergebnisse wäre ich sehr gespannt.

Wenn Sie den Dreh nun raushaben, dann können Sie in Extremsituationen jederzeit für Wochen auf Essen verzichten ohne auch nur im Geringsten geschwächt zu sein. Im Gegenteil, sie werden zunehmend kräftiger und ausdauernder.

Das Leben geht weiter. Das könnte sich auch auf die gesamte Länge Ihres verbleibenden Lebens beziehen. Es ist nämlich möglich, dass die Samurai-Diät eine lebensverlängernde Wirkung hat. Es ist bereits vielfach nachgewiesen worden, dass Nahrungsentzug einen positiven Einfluss auf die Lebensdauer hat. In seiner großartigen Biographie *Darwin. Das Abenteuer des Lebens* schreibt der Biologe, Physiker und Philosoph Jürgen Neffe:

> „Als wichtiger Alterungsfaktor hat sich die Stoffwechselaktivität entpuppt. Unabhängig von der genetischen Ausstat-

tung lässt sich das Alter von Labormäusen durch Hungerdiät bis zu fünfzig Prozent steigern. Beim Fadenwurm beeinflusst zumindest eines der künstlich eingebauten Methusalem-Gene die Aufnahme von Blutzucker in dies Zellen, sodass die Tiere auf zellulärer Ebene auf eine Art Dauerdiät gesetzt sind. Menschen, die weniger Nahrung zu sich nehmen, werden ebenfalls deutlich älter als solche, die sich immer satt essen."

Das könnte auch auf andere Diäten zutreffen – was es allerdings nicht tut –, aber bei der Samurai-Diät ist der Effekt nach zehnjähriger Anwendung ziemlich überwältigend. Ich gehe jetzt auf die 50 zu, bin aber heute in einer besseren körperlichen Verfassung als mit 36 Jahren, als ich den ersten Selbstversuch startete, den ich im Eingangskapitel *Eine Entdeckung auf Umwegen* beschrieben habe. Ich bin wesentlich kräftiger und ausdauernder als damals, vor allem aber sehe ich um einiges jünger aus, als es meinem Alter entspricht. Die Haut ist am ganzen Körper noch straff, im Gesicht habe ich keine Falten und seit einem Jahr lasse ich mir einen grauweißen Sechstagebart stehen, damit nicht allzu jugendlich daherkomme. Dabei habe ich in diesen Jahren hedonistisch gelebt, keine Mahlzeit ausgelassen, auf kein Glas Wein oder Bier verzichtet und vor allem ansonsten keine Diäten gemacht. Es waren in diesem Zeitraum nur sieben zweiwöchige und eine dreiwöchige Samurai-Diät. Das lässt sich natürlich noch nicht verallgemeinern, weil außer mir noch niemand über ein Jahrzehnt die Samurai-Diät praktiziert hat, aber wir können es ja wenigstens als eine weitere hoffnungsvolle Hypothese stehenlassen.

Wie werde ich persönlich mit der Samurai-Diät weiterleben? Im Zuge meiner Recherchen und der Lektüre der umfangreichen Diät-Literatur habe ich auch gelernt, dass ich nicht in die Falle der Diät-Industrie und des irrsinnigen Diät-Kapitalismus tappen möchte. Deshalb gelobe ich hiermit feierlich, dass die Samurai-Diät, sollte sie sich durchsetzen und eines Tages erfolgreich sein, kein Unternehmen mit eigenen Produkten oder Dienstleistungen wird. Ich werde in dieser Sache auch nicht als Motivationstrainer in Turnhallen, Gemeindesälen oder Fernsehshows auftreten. Das können gerne andere übernehmen, die darin schon geübt sind. Es wird daher kein Marken- oder Lizenzsystem für die Samurai-Diät geben, womit ich sie gewissermaßen zu einer *Open-Source-Diät* erkläre. Als Hedonist ist mein Vorbild in der ganzen Diäten-Saga der sympathische Lebemann Robert Cameron, der eine witzige Idee hatte, daraus das kleine Buch *The Drinking Man's Diet* machte und weiterhin glücklich außerhalb des Diätkultes mit seinen unangenehmen Sektenführern lebte. Ich werde die Samurai-Diät weiterhin als Hobby betreiben und, wenn es genügend Anlass dafür gibt, gelegentlich von neuen Entdeckungen und Entwicklungen berichten.

Zu guter Letzt noch eine Art *Haftungseinschluss*. In diesem Buch werden viele wissenschaftliche Argumente verarbeitet, Hypothesen entwickelt und in großem

Umfang recherchierte Informationen zu Diätprogrammen und Personen verwendet. Wenn ich in diesen Zusammenhängen nachweislich falsche oder unhaltbare Behauptungen aufgestellt haben sollte, dann bin ich dafür natürlich verantwortlich. Wenn Sie, geschätzte Leser und Kritiker, mich daher in gut begründeter Weise über begangene Fehler aufklären und belehren können, dann werde ich die jeweils betreffende Behauptung umgehend korrigieren. Denn das Schöne an digitalen Büchern ist die Möglichkeit, sie schnell von Irrtümern befreien und sich als Autor darüber so freuen zu können, wie Sokrates es getan hätte.

Literaturempfehlungen und Weblinks

Bücher

Atkins, Robert: *Dr. Atkins Diät- Revolution*, Fischer (2001)

Bruusgaard, J. C. u. a.: *Myonuclei acquired by overload exercise precede hypertrophy and are not lost on detraining*, in: Proceedings of the National Academy of Sciences, USA 107, S. 15111-15116 (2010)

Cameron, Robert: *The Drinking´s Man Diet: How to Lose Weight with a Minimum of Willpower*, Cameron & Co. (2000)

Fischer, Joschka: *Mein langer Lauf zu mir selbst*, KiWi (2000)

Funfack, Wolf: *Metabolic Balance – Das Stoffwechselprogramm*, Südwest (2010)

Heizmann, Patric: *Ich bin dann mal schlank*, Gräfe und Unzer (2010)

Houdret, Jean-Claude & Lagerfeld, Karl: *Die 3-D-Diät*, dtv (2004

Kaku, Michio: *Die Physik des Unmöglichen*, Rowohlt (2008)

Langsdorff, Maja: *Die heimliche Sucht, unheimlich zu essen*, Fischer (2003)

Lütz, Manfred: *Lebenslust. Wider die Diät-Sadisten, den Gesundheitswahn und den Fitness-Kult*, Knaur (2005)

Lützner, Hellmut: *Wie neugeboren durch Fasten*, Gräfe und Unzer (2010)

Muhlstein, Anka: *Die Austern des Monsieur Balzac. Eine delikate Biographie*, Arche (2011)

Neffe, Jürgen: *Darwin. Das Abenteuer des Lebens*, Goldmann (2010)

Pape, Detlev: *Schlank im Schlaf. Die revolutionäre Formel: So nutzen Sie Ihre Bio-Uhr zum Abnehmen*, Gräfe und Unzer (2006)

Peters, Achim: *Das egoistische Gehirn. Warum unser Kopf Diäten sabotiert und gegen den eigenen Körper kämpft*, Ullstein (2011)

Pollmer, Udo: *Esst endlich normal! Das Anti-Diät-Buch*, Piper (2008)

Pollmer, Udo & Ravenskov, Uffe: *Mythos Cholesterin*, Hirzel (2008)

Schorb, Friedrich: *Dick, doof und arm. Die Lüge vom Übergewicht und wer von ihr profitiert*, Droemer (2009)

Schusdziarra, Volker & Hausmann, Margit: *Satt essen und abnehmen: Individuelle Ernährungsumstellung ohne Diät*, Mmi (2008)

Steffny, Herbert: *Das große Laufbuch: Vom richtigen Einstieg bis zum Marathon*, Südwest (2011)

Strunz, Ulrich: *forever young – Das Leicht-Lauf-Programm*, rororo 2006

Strunz, Ulrich: *Die neue Diät: Fit und*

schlank durch Metabolic Power, Heyne (2008)

Walker, Brad: *Anatomie des Stretchings. Mit der richtigen Dehnung zu mehr Beweglichkeit*, Riva (2009).

Weblinks

Allen voran natürlich die Website zum Buch: **www.samuraidiaet.de.** Dort gibt es **News** zum Buch, **Trainingspläne** und bei Vorlage des Kaufbelegs das **eBook (Mobi, Epub oder pdf) kostenlos** zum Download.

Spannender Artikel von Dennis Bramble, Professor für Biologie an der Universität von Utah, über die **Bedeutung des Laufens für die Hominisation**: *How running made us human. Endurance running let us evolve to look the way we do*: http://bit.ly/1lOxBJU [eurekalert.org]

40 Diäten unter der Lupe auf der Website des Magazins *fit for fun*: http://bit.ly/1lOxJJF [fitforfun.de]

55 Diäten im Check bei *FOCUS Online*: http://bit.ly/1g5jGb6

Dazu auch gleich die **Die 20 dicksten Diätlügen** bei *FOCUS Online*: http://bit.ly/1g5jMiY

Die Österreicher haben auch ein paar interessante Diätenlisten ins Netz gestellt. Da wäre einerseits die rein als Werbeplattform konzipierte, aber dennoch aufschlussreiche Site *gesundesabnehmen.at* mit **20 Reduktionsdiäten** auf www.gesundesabnehmen.at/liste-diaeten, dann die mit Abstand umfangreichste und sachlich kritischste **Liste mit 90 Diäten** vom *forum ernährung* auf www.forum-ernaehrung.at/ernaehrung/diaeten/.

Die vorzüglichen **Eigenschaften von Koffein** werden gut beschrieben auf http://bit.ly/1e8DoHH [Welt.de].

Viele Tipps und Tricks zum Laufen auf www.joggen-online.de.

Den **härtesten Moment beim Marathon** erklärt http://bit.ly/1k0qknX [Welt.de].

Wissenschaftler bestätigen, dass **Laufen vor dem Frühstück** am meisten Fett abbaut: http://bit.ly/1VjnQp0 [Achim Achilles].

Eine schaurig gemachte Website mit extrem viel Bannerwerbung, aber doch einer ganzen Menge ehrlicher Erfahrungsberichte, einer „Hausfrauenseite" und einem „Moppel-Forum", wo es immer wieder amüsante Diät-Geschichten zu lesen gibt: **www.diaeten-sind-doof.de**.

Internationale Länderstudie zur Entwicklung des BMI von 1980 bis 2008, veröffentlicht 2011 in der britischen Medizinzeitschrift *Lancet*: http://bit.ly/1qn3R4A.

Zusammenfassung der Ergebnisse auf ZEIT-Online im Februar 2011: http://www.zeit.de/wissen/gesundheit/2011-02/studie-fettleibigkeit-weltweit

Über den Autor

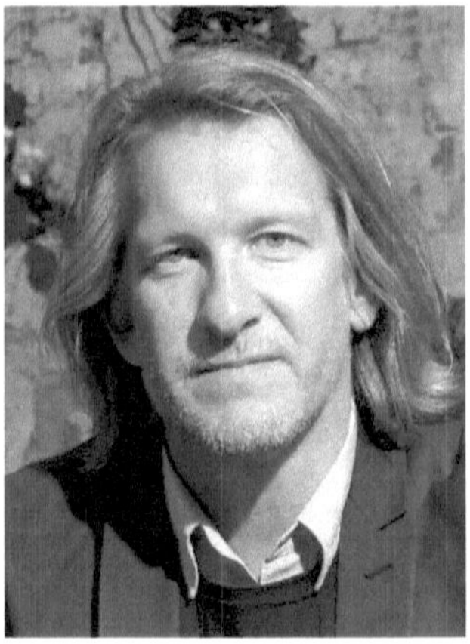

Dr. Reginald Grünenberg (*1963) ist Publizist, Drehbuchautor, Unternehmer, Erfinder und ein erklärter Hedonist, der nie gedacht hätte, dass er jemals ein Diät-Buch schreiben würde.. Er hat Politikwissenschaft, Philosophie und Geschichte in Paris, München und Berlin studiert. 2008 wurde er von der Europäischen Kommission in Tokio an der Waseda-Universität zum Japan-Experten ausgebildet. Er schreibt Essays, Kommentare und Rezensionen u. a. für DIE WELT, taz, FAZ, ZEIT, Frankfurter Allgemeine Sonntagszeitung und Mixology – Magazin für Barkultur.

Seine neueste Erfindung sind tiefgekühlte Bio-Fertigcocktails: www.clarrie.de.

Weitere Veröffentlichungen:

Die Entdeckung des Ostpols – Nippon-Trilogie, historischer Japan-Roman, Perlen Verlag 2014, www.entdeckung-des-ostpols.de.

Das Ende der Bundesrepublik. Warum Deutschland eine neue Verfassung braucht!, Perlen Verlag 2009, 4. Auflage 2013.

Politische Subjektivität. Der lange Weg vom Untertan zum Bürger, Perlen Verlag 2005 und 2013.

Mehr über den Autor finden Sie auf seiner Homepage www.reggies.world

Impressum

Samurai-Diät. Die neue Kunst des Krieges gegen die Pfunde.

Grünenberg, Reginald

ISBN 978-3-942662-20-8

© Perlen Verlag 2017

www.samuraidiaet.de

Printed in Poland
by Amazon Fulfillment
Poland Sp. z o.o., Wrocław

21565665R00067